Britta Schroll

W0231813

Bezugsbetreuung für Kinder mit Bindungsstörungen

Ein Konzept für die heilpädagogisch-therapeutische Praxis

Tectum Verlag

Britta Schroll

Bezugsbetreuung für Kinder mit Bindungsstörungen.
Ein Konzept für die heilpädagogisch-therapeutische Praxis
ISBN: 978-3-8288-9276-7
© Tectum Verlag Marburg, 2007

Besuchen Sie uns im Internet
www.tectum-verlag.de

Bibliografische Informationen der Deutschen Bibliothek
Die Deutsche Bibliothek verzeichnet diese Publikation in der Deutschen
Nationalbibliografie; detaillierte bibliografische Angaben sind im Internet
über http://dnb.ddb.de abrufbar.

Danksagung

Ich danke allen, die zu diesem Buch etwas beigetragen haben: Das gilt zunächst für die Mitarbeiterinnen und Mitarbeiter der Sozialpädiatrischen Kinderstation des kinderneurologischen Zentrums in Bonn, die mir jederzeit kompetent und hilfsbereit zur Seite standen. Dabei gilt mein besonderer Dank der Bezugsbetreuerin von Jonas für ihre Bereitschaft, mich bei ihrer Arbeit zuschauen zu lassen.

Weiterhin danke ich dem Leiter des Kinderneurologischen Zentrums, Herrn Dr. med. Helmut Hollmann für seine Ergänzungen sowie für seine konstruktive Kritik.

Außerdem danke ich Ramona Blom, Lina Olesen, Mareike Olesen, Marc Rodenkirchen und Hasret Karacuban.

Mein besonderer Dank gilt Prof. Dr. Johannes Wilbert, ohne dessen Unterstützung dieses Buch nicht zu realisieren gewesen wäre.

1 Vorwort

Das Konzept der Bezugsbetreuung lernte ich zum ersten Mal während meines Praxissemesters auf einer kinderpsychiatrischen Station kennen. Dort bildete es das zentrale Konzept der pädagogischen Arbeit mit schwer traumatisierten und zumeist bindungsgestörten Kindern.

Die Kinder hatten zum größten Teil in ihrem bisherigen Leben nicht die Chance, zu erfahren, was es bedeutet, in einem Umfeld zu leben, in dem Beziehungen zu Erwachsenen Halt geben und verlässlich sind. Für sie war es eine neue und oft verwirrende Erfahrung, kindgemäße, positive Zuwendung zu erhalten, ohne dass dafür eine Gegenleistung gefordert wurde. Sie waren erstaunt darüber, vor Betreuern sie selbst sein zu dürfen, ohne körperlich schmerzhafte Konsequenzen dafür erwarten zu müssen.

Während der täglichen Arbeit mit den Kindern erlebte ich, wie bedürftig sie auf der einen Seite nach eben solchen Halt gebenden, kontinuierlichen Beziehungen waren und wie schwierig es auf der anderen Seite für sie war, sich darauf einzulassen. Die Bezugsbetreuung erleichterte ihnen dies dadurch, dass jedem Kind im Rahmen der Bezugsbetreuung ein fester „persönlicher" Betreuer zugeteilt wurde, der sich dem Kind in besonderer Weise zuwandte und ihm die Sicherheit, Klarheit und Geborgenheit vermittelte, derer er bedurfte. Jedem Kind bedeutete die Beziehung zu seinem Bezugsbetreuer etwas Besonderes - und ich konnte sehen, dass die Kinder gerade durch sie lernten, Vertrauen zu fassen sowie in und an ihr Fortschritte in ihrer Beziehungsfähigkeit zu machen. Die Atmosphäre, die durch die Bezugsbetreuung und die intensive Beziehungsgestaltung auf der Station herrschte, erlebte ich für die Kinder als sehr heilsam und für die Betreuer als zwar fordernd aber auch persönlich und fachlich sehr bereichernd.

Aufgrund dieser positiven Erfahrungen mit der Bezugsbetreuung begann ich, mich näher mit ihr auseinander zu setzen. Dabei fiel mir auf, dass sie zwar in vielen Einrichtungen zum Einsatz kommt (und dann auch im individuellen Einrichtungskonzept beschrieben ist), dass jedoch keine allgemeingültigen und konzeptionell niedergelegten Überlegungen hierzu existieren. Damit fehlt der Bezugsbetreuung die theoretische Grundlage, ohne die sie nach Außen nur schwer legitimierbar sein dürfte.

Da die Bezugsbetreuung jedoch m. E. ein äußerst effektives pädagogisches Konzept darstellt, beschloss ich, im Rahmen dieser Arbeit den Versuch zu wagen, auf der Grundlage meiner Erfahrungen ein allgemeingültiges Konzept zu entwerfen – und ihr so eine erste theoretisch und wissenschaftlich fundierte Grundlage zu verschaffe

2 Einleitung

In den letzten Jahren stieg in der Entwicklungspsychologie, in der psychoanalytischen Arbeit mit Kindern und Jugendlichen sowie in der Sozial- und Heilpädagogik das Interesse an bindungstheoretischen Begriffen und Konzepten stetig an. Auslöser war die Beobachtung, dass immer mehr Kinder im Alter von ein bis zwölf Jahren auffällige pathologische Verhaltensweisen zeigen, die auf eine gestörte Bindungs- und Beziehungsfähigkeit zurückgeführt werden können (vgl. Ettrich 2004, 85). Dies macht es notwendig, in der therapeutischen sowie pädagogischen Behandlung und Förderung den Fokus immer stärker auf die Beziehungsarbeit zu richten. Doch worin haben diese Bindungsstörungen ihren Ursprung?

Eine Erklärung bieten die in der heutigen wirtschaftlich und kapitalistisch ausgerichteten Gesellschaft etablierten und postulierten Lebensweisen. Wir leben in einer Zeit, in der Fähigkeiten wie Flexibilität und Mobilität gefordert werden. Diese sind nicht nur geographisch zu verstehen, sondern beziehen sich vielmehr auf die gesamte Lebensgestaltung. Emotionale und soziale Bindungen wirken dabei eher hinderlich als förderlich. „Der Einzelne muss eine Fähigkeit zur flexiblen Selbstorganisation und zur Selbsteinbettung in die Gesellschaft entfalten, um in ihr erfolgreich zu sein" (Finger-Trescher; Krebs 2003, 9).

Feste Beziehungen entsprechen derzeit keineswegs dem gängigen Bild des „Menschen von heute." Beziehungen gehen weniger in die Tiefe als vielmehr in die Breite: Es ist ökonomisch sinnvoller, viele Kontakte zu pflegen, als wenige zu intensivieren. Es geht um die Vermeidung des Festgelegtwerdens (vgl. Keupp 2003, 15). Diese Werte werden auch an die Kinder vermittelt, die vermehrt in unsteten Familienstrukturen aufwachsen.

Dieser Lebenstil läuft allerdings entgegen der menschlichen Natur, gegen das Bedürfnis nach Sicherheit, Stabilität, Strukturen und emotionaler Zuwendung und kann deshalb Ängste vor dem Alleinsein und Verlorengehen sowie Gefühle der Unsicherheit hervorrufen. Dies erklärt, warum in Pädagogik und Psychologie die Beziehungsarbeit einen immer größeren Stellenwert einnimmt. In diesem Umfeld, in dem die Ambivalenz in Bindungen und Beziehungen zunimmt, erleben auch immer mehr Kinder unbeständige Beziehungen, in denen ihr Bedürfnis nach Sicherheit, Geborgenheit und emotionalen Bindungen nicht angemessen befriedigt wird. Resultat ist das vermehrte Auftreten von gestörtem Bindungsverhalten, das deutliche Auswirkungen auf die Fähigkeit zur Lebensbewältigung und auf die Gesundheit hat.

Bindungen in der Kindheit stellen für den Menschen die Ausgangsbasis dar, von der aus er in seinem gesamten Leben soziale Beziehungen und damit sein Leben gestaltet. Umso wichtiger ist es, dass bindungsgestörte Kinder diesbezüglich Hilfe von pädagogischen und therapeutischen Fachkräften erhalten, die zielgerichtet und professionell regulierende und positive Bindungserfahrungen vermitteln können.

In den letzen zehn Jahren etablierte sich in der heilpädagogisch-therapeutischen Praxis ein pädagogisches Konzept, das eben jene professionelle Beziehungsgestaltung als grundlegende Methode anwendet: Die Bezugsbetreuung. Doch obwohl sie in vielen Einrichtungen ähnlich gehandhabt wird (was ihre Wirksamkeit offensichtlich bestätigt), unterliegt sie einem Phänomen, das leider in konzeptionsgeleiteten sozialen Einrichtungen immer wieder anzutreffen ist: Trotz der Orientierung der praktischen Arbeit an den Methoden und Leitlinien der Bezugsbetreuung existiert kein ausgearbeitetes und niedergeschriebenes Konzept, in dem diese umfassend definiert und strukturiert ist. Es hat den Anschein, als scheuten sich die Mitarbeiter vieler sozialer Einrichtungen geradezu davor, ihre Arbeit konzeptionell niederzulegen.

Dies könnte verschiedene Ursachen haben. Zum einen ist es möglich, dass man befürchtet, in dem Moment, in dem die praktische Arbeit schriftlich fixiert wird, diese angreifbar zu machen. Ein Konzept soll eine Einrichtung nach Außen repräsentieren, wodurch sie kritikfähig wird und Rechtfertigungen nötig werden könnten. Auch erfordert eine Konzepterstellung Zeit und Initiative der Mitarbeiter. Ein oft gehörtes Argument besteht darin, dass gesagt wird, diese Zeit und Energie solle man besser für die Klienten nutzen. Zum anderen sind die Soziale Arbeit und Pädagogik praktische Disziplinen. Es wird gesagt, dass die Praxis durch die Theorie nur verzerrt und verfälscht wiedergegeben werden könne.

Mit diesen etwas harschen Vermutungen soll den sozialen Einrichtungen auf keinen Fall die Kompetenz, Professionalität und Wirksamkeit ihrer pädagogischen Arbeit abgesprochen werden. Dennoch ist es verwunderlich, dass ein in der Praxis so anerkanntes und verbreitetes Verfahren wie die Bezugsbetreuung bisher keine konzeptionelle Legitimierung erfährt. Aus diesem Grunde widmet sich diese Arbeit der Bezugsbetreuung und deren Bedeutung für bindungsgestörte Kinder.

Der erste Teil der Arbeit befasst sich mit der Definition und Abgrenzung des Begriffs der Bezugsbetreuung. Er wird zunächst definiert und im Folgenden dann vom Begriff der rechtlichen Betreuung abgegrenzt. Daraufhin wird ein Überblick über die verschiedenen Formen der Bezugsbetreuung in unterschiedlichen Arbeitsfeldern und deren jeweilige geschichtliche Entwicklungen gegeben. Abschließend wird die Bedeutung der Bezugsbetreuung für die heutige Praxis beleuchtet und aktuelle Entwicklungen aufgezeigt, wobei der besondere Fokus auf die Bezugsbetreuung in heilpädagogisch-therapeutischen Einrichtungen gerichtet ist.

Der zweite Teil der Arbeit widmet sich Kindern mit Bindungsstörungen und deren Bedürfnissen. Als Grundlage hierfür wird einführend der Begriff der Beziehung aus mehreren Sichtweisen erläutert. Wegen der Vielfalt der existierenden unterschiedlichen Definitionen können im Rahmen dieser Arbeit nur einige für das Thema relevante Sichtweisen dargestellt werden.

Als nächstes werden Ursachen und Erklärungsansätze für Bindung und Bindungsstörungen aus dem Verstehenszugang der Bindungstheorie, Psychoanalyse und Lernpsychologie vorgestellt und die bekannten Formen der Bindungsstörung aufgeführt und erläutert. Im Anschluss daran werden vertieft die Bedürftigkeiten von bindungs- und beziehungsgestörten Kindern behandelt, wobei die Beziehungsgestaltung im Rahmen der Bezugsbetreuung eine zentrale Rolle spielt. Obwohl die Bezugsbetreuung nicht nur für Kinder mit Bindungsstörungen wirksam eingesetzt wird, konzentriert sich diese Arbeit auf diese spezielle Zielgruppe.

Diesem Kapitel folgt die Darstellung eines in der heilpädagogischtherapeutischen Praxis erhobenen Fallbeispiels. Sie schildert die vierwöchige Beobachtung von Jonas, der aufgrund einer diagnostizierten Bindungsstörung auf einer sozialpädiatrischen Kinderstation nach dem Bezugsbetreuermodell begleitet wurde. Um den Praxisbezug herzustellen, wird der Junge zunächst durch die Erläuterung der Familienanamnese sowie der Aufnahmeindikation und Diagnose vorgestellt. Daraufhin werden die Beobachtungen von Jonas' Interaktionen mit verschiedenen Betreuern, der Bezugsbetreuerin und den Eltern vergleichend dargestellt und ausgewertet. Außerdem wird die Beziehungsgestaltung mit dem Kind näher beleuchtet und - zum vollständigen Verständnis - die erschwerenden Rahmenbedingungen dargestellt. Abschließend wird die Wirksamkeit der Bezugsbetreuung prüfend zusammengefasst sowie die Gesamtheit des Fallbeispieles kritisch beleuchtet.

Im vierten Abschnitt geht es um die abschließende Entwicklung eines Konzeptentwurfes der Bezugsbetreuung für die heilpädagogischtherapeutische Praxis auf der Grundlage der vorher erarbeiteten Erkenntnisse. Dieser Konzeptentwurf erhebt nicht den Anspruch, das Bezugsbetreuersystem neu zu erfinden. Es soll vielmehr dem bereits in der heilpädagogisch-therapeutischen Arbeit mit bindungsgestörten Kindern praktisch angewendeten Modell eine niedergeschriebene, theoretische, strukturierte und objektiv nachvollziehbare Fundierung geben - abgeleitet aus eigenen Praxiserfahrungen, Auszügen aus Konzepten verschiedener Einrichtungen sowie der Auswertung vorhandener Fachliteratur.

Abschließend werden der Konzeptentwurf kritisch diskutiert, die gewonnenen Erkenntnisse zusammengefasst und offen gebliebene Fragen thematisiert.

Anmerkung:

In der vorliegenden Arbeit wird aus Gründen der besseren Lesbarkeit ausschließlich die männliche Form verwendet. Eine Diskriminierung des weiblichen Geschlechts ist damit nicht beabsichtigt.

3 Bezugsbetreuung: Definition und Abgrenzung

3.1 Definition des Begriffes „Bezugsbetreuung"

Bereits seit einigen Jahren wird die Bezugsbetreuung in der sozialen Arbeit praktiziert. Man trifft auf dieses Betreuungsmodell in den verschiedensten sozialen Berufsfeldern, schwerpunktmäßig jedoch in Einrichtungen, in denen Klienten über einen längeren Zeitraum außerfamiliär untergebracht sind. Insbesondere in der heilpädagogischen Arbeit mit Menschen mit geistiger Behinderung, in der stationären und tagesklinischen Erwachsenen- sowie kinder- und jugendpsychiatrischen Praxis und auch in der Heimarbeit, bildet das System die konzeptionelle Basis für die Arbeit mit und das Zugehen auf die jeweilige Klientengruppe.

Obwohl die meisten Einrichtungen der genannten Bereiche mit dem System arbeiten, findet sich kaum Fachliteratur über die Bezugsbetreuung. Aus diesem Grund wurde die dieser Arbeit zugrunde liegende Definition des Begriffes aus dem Vergleich verschiedener Konzepte einzelner Einrichtungen gewonnen. Hierbei lag der Fokus der Aufmerksamkeit auf den Ähnlichkeiten in der Ausgestaltung der Bezugsbetreuung in Institutionen des heilpädagogischen Wohnbereiches, der kinder- und jugendpsychiatrischen Stationen sowie von Heimen. Ziel war eine tragendes Grundgerüst für eine allgemeingültige, die Arbeitsfelder übergreifende Basisdefinition der Bezugsbetreuung. Eine solche existierte bisher nicht, weil sich die Bezugsbetreuung in den unterschiedlichen Praxisfeldern unabhängig voneinander entwickelt hat.

Nähert man sich der Definition eines Begriffes, so führt der erste Schritt zur Klärung der grundlegenden Frage nach seinem allgemeinen Verständnis. Im Falle der Bezugsbetreuung sind dies die beiden Wortteile „Bezug" und „Betreuung". Im allgemeinen Sprachgebrauch versteht man unter Betreuung eine körperliche oder geistige Hilfe, die eine Unterstützung für jemanden darstellt. Dies kann über einen längeren Zeitraum geschehen und eine komplexe Aufgabe sein oder sich auf eine einzelne unterstützende Tätigkeit beschränken (vgl. Bünting 1996, 171). In der sozialen Arbeit ist vor allem der Begriff „ganzheitliche Betreuung" gängig. Dies bedeutet, dass die professionellen Betreuungspersonen für die Zeit des Aufenthaltes der Klienten in einer der oben genannten Einrichtungen die Verantwortung für deren physisches und psychisches Wohl übernehmen. Sie begleiten die Klienten unterstützend und zielgerichtet in ihrem Alltag innerhalb der Institution und lassen ihnen ganzheitliche Hilfe, Fürsorge oder Förderung zukommen.

Der Bezug in der Bezugsbetreuung wird nun dadurch hergestellt, dass nicht jeder Betreuer für jeden Klienten zuständig ist. Einem Betreuer wird nicht eine bestimmte Tätigkeit innerhalb des Betreuungssystems - wie z. B. Freizeitgestaltung oder pflegerische Tätigkeiten – zugeordnet, sondern Bezugsbetreuung bedeutet, dass ein Betreuer für den Zeitraum, in dem sich ein Klient in der Einrichtung befindet, die Verantwortung für diesen übernimmt und er ihm als Ansprechpartner zur Verfügung steht. Der Klient steht dadurch nicht einem ganzen komplexen, unpersönlichen System gegenüber, sondern kann einen individuellen und persönlichen Bezug zu einer Vertrauensperson aufbauen (vgl. Schletting 1993, 150-168).

Die Bezugsbetreuung stellt ein Konzept dar, in dem den Mitarbeitern eine sehr große Eigenverantwortlichkeit und Entscheidungsbefugnis übertragen wird. Der Bezugsbetreuer trägt für „seinen" Bezugsklienten die Verantwortung, unterstützt ihn, indem er innerhalb der professionellen Beziehung dessen individuelle Ressourcen und Bedürfnisse kennen lernt, berücksichtigt, fördert und ihn somit stärkt. Neben dieser persönlichen Interaktion trägt der Betreuer ebenfalls die Verantwortung für die Entwicklung des Erziehungs- Förderungs- oder Pflegeplanes, die Beobachtung des Klienten und das Verfassen von Berichten sowie die Vertretung des Klienten nach außen. Trotz dieser großen Eigenständigkeit, ist der Betreuer in das (multiprofessionelle) Team der Einrichtung eingebunden und steht in ständigem Austausch mit Kollegen (vgl. Konzept Dinslaken 1999, Konzept Köln 2000, Konzept Rheinland-Pfalz 2002).

Das Modell stellt zu allererst ein organisatorisches Konzept dar. Es fordert eine Dezentralisierung der Organisationsstrukturen, da jeder Mitarbeiter gleichwertige Aufgaben eigenverantwortlich übernimmt und nur wenig von einem Vorgesetzten delegiert wird. Bezugsbetreuung setzt neben persönlichen und fachlichen Fähigkeiten also ein großes Maß an Teamfähigkeit bei den Mitarbeitern voraus, weil die Eigenverantwortlichkeit in der Arbeit mit dem Klienten nach sich zieht, dass der Betreuer mit dem Team in permanentem Kontakt und Austausch steht - einerseits, um informiert zu werden und zu informieren, andererseits aber auch, um die eigene Beziehung zum Klienten und die getroffenen Entscheidungen zu reflektieren.

Darüber hinaus erfordert die Arbeit nach dem Bezugsbetreuermodell einen recht hohen Personalaufwand beziehungsweise eine kleinere Zahl an Klienten, damit die individuelle Betreuung jedes Klienten gewährleistet werden kann. Diesem Umstand muss eine Einrichtung gerecht werden, damit das Modell realisiert werden und effektiv wirken kann (vgl. Schletting 1993, 150-168).

Das Bezugsbetreuungsmodell stellt aber auch ein pädagogisches Konzept dar. Im Gegensatz zu anderen Betreuungsmodellen kommt dem Bezug eine besondere Bedeutung zu. Darunter ist die individuelle, professionelle pädagogische Beziehung zwischen Betreuer und Klient zu verstehen. Der Bezugsbetreuer geht in besonderer Weise auf seinen Bezugsklienten ein. Seine Aufgabe ist es, eine tragfähige Beziehung zu diesem aufzubauen. Diese soll dem Klienten in der Zeit, in der er Hilfe und Halt braucht, eine Sicherheit bieten. Er soll sich angenommen und akzeptiert fühlen, so dass die Beziehung die Basis bildet, auf der pädagogische und auch therapeutische Maßnahmen erst wirksam werden können. Meist bildet deshalb die Beziehungsarbeit selbst bereits einen wichtigen Teil der Unterstützung, die der Klient braucht.

Natürlich spielen diese Aspekte in jeder Beziehungsarbeit eine große Rolle, in der Bezugsbetreuung jedoch stellen sie die zentrale Methode dar: Der Klient soll einen Hauptansprechpartner haben, weil die geforderte Intensität und Qualität der Beziehung nur im Kontakt zu einer festen Bezugsperson erreicht werden kann. Die Beziehungsarbeit stellt damit auch für den Klienten eine große Aufgabe und meist auch Anstrengung dar. Der unbestreitbare Vorteil besteht aber darin, dass er nun nicht mehr nur oberflächliche Kontakte aufbauen kann und - z. B. bei Konflikten - keine Möglichkeit mehr hat, auf andere gleichwertige Bezugspersonen auszuweichen, was die Beziehungsarbeit gefährdet. Außerdem bietet eine Hauptbezugsperson einen überschaubareren und kontrollierbareren Raum, was für den Klienten zusätzliche Sicherheit bedeutet.

Zusammenfassend kann die Bezugsbetreuung - unter zu Hilfenahme von Begrifflichkeiten aus dem Arbeitspapier zur Bezugsbetreuung von Axel Buddenbaum (2003) - allgemeingültig für alle sozialen Arbeitsfelder, in denen sie angewendet wird, wie folgt definiert werden:

Bezugsbetreuung stellt ein organisatorisches und pädagogisches Konzept dar, das die größtmögliche individuelle Betreuung und Versorgung von hilfebedürftigen Menschen im Kontext einer Hilfestruktur (Einrichtung, Organisation, o. ä.) durch die Bündelung von Zuständigkeit und Verantwortung sowie durch die Schaffung einer individuellen, professionellen und tragfähigen Beziehung ermöglicht.

Diese Definition soll das allgemeine Basisgerüst der Bezugsbetreuung bilden.

Aus dem Vergleich der Bezugsbetreuungsmodelle unterschiedlicher Einrichtungen geht deutlich hervor, dass verschiedene Bezeichnungen sinnverwandt oder synonym verwendet werden. Im Heimbereich sowie in einigen Kinder- und Jugendpsychiatrien wird neben der Bezugsbetreuung vom *Bezugspersonensystem*, *Bezugspädagogenmodell* und *Bezugserziehersystem* gesprochen. In der Erwachsenenpsychiatrie dagegen wird die *Bezugspflege*, *Bezugspersonenpflege* oder *Beziehungspflege* praktiziert. In der Arbeit mit Menschen mit geistiger Behinderung spricht man immer stärker vom *Bezugsbegleiter* (vgl. Needham 2000, 7).

Die Beispiele zeigen, dass die fachliche, inhaltliche Ausgestaltung des Begriffs je nach Klientel und Auftrag der Institution variiert. Wie dies im Einzelnen aussieht und wie sich die einzelnen Systeme von dem als Bezugsbetreuung bezeichneten System unterscheiden soll im Folgenden näher erläutert werden.

3.2 Abgrenzung zum Begriff „rechtliche Betreuung"

Obwohl begrifflich ähnlich, darf die Bezugsbetreuung nicht mit der Betreuung im rechtlichen Sinne verwechselt werden, da sie vollkommen unterschiedliche Arbeitsinhalte, -felder und Methoden beschreibt.

Die rechtliche Betreuung ist die zentrale Institution des neuen Betreuungsrechtes, das seit dem 01.01.1992 das bis dahin geltende Vormundschafts- und Pflegschaftsrecht für Erwachsene ersetzt. Die gesetzliche Grundlage der rechtlichen Betreuung ist im Bürgerlichen Gesetzbuch zu finden (§ 1896 - § 1908k). Im Mittelpunkt der rechtlichen Betreuung steht das Wohl des Klienten. Wenn ein Mensch auf Grund einer psychischen Krankheit oder einer körperlichen oder seelischen Behinderung seine Angelegenheiten nicht regeln kann, so bekommt er einen Betreuer zur Seite gestellt (§ 1896 BGB). Dies bedeutet, dass die Klientel des betreuerischen Handelns Menschen sind, die aus eigener Kraft nicht in der Lage sind, rechtliche, soziale und persönliche Angelegenheiten zu besorgen und auch nicht mehr selbstständig Zugang zu daseinssichernden sozialen, medizinischen und anderen Versorgungssystemen finden können.

Der Betreuer hat in diesem Fall die Aufgabe, diese Angelegenheiten für den Klienten rechtlich zu besorgen. Dabei handelt er ausschließlich innerhalb gerichtlich festgelegter Aufgabenkreise, z. B. Gesundheitsfürsorge, Vermögensangelegenheiten, Empfang und Öffnen von Post, Aufenthaltsbestimmung etc. Der Betreuer wird vom Amtsgericht bestellt, nachdem es auf Grund eines ärztlichen Gutachtens und eines Sozialberichts geprüft hat, ob eine Betreuung notwendig ist (vgl. Berufsbild für Berufsbetreuer). Zum Betreuer können nahe Angehörige, haupt- oder ehrenamtliche Mitarbeiter eines Betreuungsvereins, sowie selbstständige Berufsbetreuer und die Betreuungsbehörde bestellt werden (§§ 1897, 1990 BGB). Sie müssen dafür geeignet sein, die Angelegenheiten eines Klienten in den vom Gericht bestimmten Aufgabenkreisen rechtlich zu besorgen und dabei den Klienten persönlich zu betreuen (§1897 Abs.1 BGB). Des Weiteren sind die Wünsche und Lebensweise des Klienten zu akzeptieren.

Der rechtliche Betreuer übernimmt für seinen Klienten die Aufgabe, ihn dabei zu unterstützen, sich innerhalb des Systems sozialer Sicherung und Versorgung rechtlich zu vertreten. Obwohl es bei der rechtlichen Betreuung auch darum geht, die persönliche Beziehung zur betreuten Person so zu gestalten, dass deren Bedürfnisse und Vorstellungen vom Leben weitestgehend berücksichtigt werden, so liegt doch der Schwerpunkt nicht im gleichen Maße auf dem Aspekt der Beziehungsgestaltung, wie es bei der Bezugsbetreuung der Fall ist. Der Begriff der „Betreuung" wird vielmehr verstanden als „rechtliche Vertretung nach Außen". Der Betreuer bekommt Aufgaben übertragen, die er stellvertretend für seinen Klienten in dessen Namen besorgen kann.

Der Bezugsbetreuer hingegen ist nicht für die rechtliche, sondern vielmehr für die persönliche Versorgung seines Klienten zuständig. Er handelt in der Hauptsache nicht als sein Vertreter, sondern als Dialog- und Beziehungspartner. Er ist bemüht, eine tragfähige Beziehung aufzubauen, in welcher der Klient emotional Halt findet und sich auf einer sicheren Basis persönlich weiter entwickeln kann. Zwar ist auch er bestrebt, die Interessen seines Klienten nach außen zu vertreten, dabei handelt es sich jedoch nicht um rechtliche Belange im gesetzlichen Sinne, sondern vielmehr darum, den Bedürfnissen, Fähigkeiten und Wünschen des Bezugsklienten Gehör zu verschaffen.

Die Ziele der beiden Betreuungsarten unterscheiden sich maßgeblich. Die Bezugsbetreuung verfolgt pädagogische und therapeutische Ziele, wohingegen es bei der rechtlichen Betreuung um den Schutz und die Wahrnehmung rechtlicher Interessen in der Gesellschaft geht. Somit wird deutlich, dass dem Begriff „Betreuung" im Sinne des Betreuungsrechts eine grundsätzlich andere Bedeutung beigemessen wird, als dies im heilpädagogisch-therapeutischen Kontext der Fall ist.

3.3 Entstehung und Formen der Bezugsbetreuung

3.3.1 Bezugsbetreuung in der heilpädagogischen Arbeit mit Menschen mit geistiger Behinderung

Die bis vor wenigen Jahren dominierenden Handlungsansätze in der Arbeit mit Menschen mit Behinderungen lagen in den Bereichen Verwahrung und Förderung. Mittlerweile jedoch sind Forderungen laut geworden, dass Menschen mit Behinderung ein möglichst selbstbestimmtes Leben führen wollen und auch sollen. Dies stellt das frühere Verständnis von Behinderung in Frage. Das neue Verständnis allerdings ist weder neu, noch eine Revolution. Es ist vielmehr die direkte und konsequente Folge der bisherigen Entwicklung in der Behindertenhilfe.

Seit die Behindertenarbeit (nach 1945) in Deutschland wieder aufgenommen wurde, hat sie einen kontinuierlichen Prozess durchlebt. Zu Beginn fand die Versorgung in psychiatrischen Krankenhäusern und Anstalten mit zum Teil mehr als 1000 Betten statt. Bis zum Jahre 1975 wurden Menschen mit Behinderungen in Psychiatrien verwahrt. Die Behinderung wurde als unveränderbar feststehender Defekt angesehen, „der den betroffenen Personen jede Möglichkeit nimmt [sic!] ein normales menschliches Leben zu durchlaufen und sich selbst zu verwirklichen" (Hähner u. a. 1997, 26). Die Versorgung der „Patienten" war entsprechend dieser Einstellung rein pflegerisch ausgerichtet.

Ab 1975 begann die Entpsychiatrisierung, nachdem die Lebensbedingungen der „langzeithospitalisierten Menschen" erstmals auch öffentlich als elend und menschenunwürdig beschrieben worden waren. Neben den größeren psychiatrischen Einrichtungen wurden eigenständige Heime geschaffen, in denen die Menschen mit Behinderung gesondert betreut und versorgt wurden. Die folgende Arbeit der Entpsychiatrisierung in den 80-er Jahren umfasste stärker inhaltliche Aspekte wie die Individualisierung der Betreuung der Bewohner, die Strukturierung des Alltags mit Ruhe und Entspannungsphasen sowie die Anregung zur Eigentätigkeit und Erweiterung des Lebensraumes (vgl. Niehoff 1993, 193).

Seit dieser Zeit findet kontinuierlich eine Umorientierung im Denken statt. Nicht mehr der behinderte Mensch steht im Mittelpunkt, sondern der Mensch mit seiner Behinderung in unserer Lebenswelt. In der Wahrnehmung der Experten verändert er sich von einem Defizitwesen zu einem Dialogpartner. Das Individuum wird mit seinen Fähigkeiten und Bedürfnissen entdeckt. Es gilt nicht mehr, Rahmenbedingungen zu schaffen, in denen Menschen mit Behinderung in einem Normalisierungsprozess Nichtbehinderten ähnlich werden sollen, sondern einen Dialog, eine Normalisierung der Beziehung, innerhalb der die Bedürf-

21

nisse des Gegenübers berücksichtigt und erfüllt werden (vgl. Hähner u. a. 1997, 25-32).

Diese grundsätzliche Einstellungsänderung spiegelt sich auch in der Form der Betreuung von Menschen mit geistiger Behinderung wider. Organisationen und die darin tätigen professionellen Helfer mussten umdenken, ihre Haltung gegenüber ihren Klienten verändern. Mittlerweile ist es in der Arbeit mit abhängigen Menschen eine Selbstverständlichkeit geworden, dass das Treffen von Entscheidungen für andere Vergangenheit ist.

In vielen Einrichtungen für Menschen mit geistiger Behinderung wird bereits seit einigen Jahren mit dem Konzept der Bezugsbetreuung gearbeitet, insbesondere in Wohneinrichtungen für Erwachsene wie heilpädagogische Wohnstätten, betreutes Wohnen aber auch in Wohnheimen. Dies spiegelt wider, dass Menschen mit geistiger Behinderung als Individuum wahrgenommen werden, die in Beziehung stehen und mit denen dialogisch kommuniziert werden kann.

Grundsätzlich ist die Realisierung der individuellen Entwicklungsförderung und Begleitung der Bewohner Angelegenheit des gesamten, in der entsprechenden Gruppe arbeitenden Teams. Die Hauptverantwortung für spezielle Aufgabenbereiche bei einem bestimmten Bewohner übernimmt jedoch eine Betreuungsperson. Im Idealfall ist dies die Person, die zu dem Bewohner den besten Bezug hat, so dass die zwischenmenschliche Beziehung auf beiden Seiten von Wohlwollen und Sympathie gekennzeichnet ist. Wenn diese ideale Konstellation nicht erreicht werden kann, so sollte ein Betreuer die Aufgabe übernehmen, der zumindest eine neutrale Einstellung zu dem Bewohner hat und sich die Begleitung - auch emotional - zutraut. Wenn jedoch alle Betreuer einem Bewohner negativ gegenüber stehen, so sind die Vorraussetzungen für jede pädagogische Arbeit ungünstig und es sollte im Interesse des Bewohners über einen Wechsel in eine neue Gruppe nachgedacht werden.

Die Hauptaufgabe des Bezugsbetreuers besteht darin, die für den zu betreuenden Bewohner vereinbarte pädagogische Förderung zu übernehmen. Dies geschieht vorwiegend dadurch, dass der Bewohner im gesamten Alltag begleitet wird. So sollen systematisch seine Kompetenzen gefördert, seine Ressourcen aktiviert und somit die Fähigkeit zur Selbstständigkeit im Rahmen der Möglichkeiten vergrößert werden (vgl. Konzept Norddeutschland 1998).

Der Bezugsbetreuer ist dafür verantwortlich, dass die im Team vereinbarten pädagogischen Schritte während seiner Abwesenheit von anderen Kollegen übernommen werden. Dies setzt einen permanenten Informationsfluss zwischen den Teammitgliedern voraus, in dem über den Ablauf der pädagogischen Bemühungen, die Fort- oder Rückschritte sowie die allgemeine aktuelle Situation des Bewohners berichtet wird. Außerdem ist der Bezugsbetreuer dazu angehalten, einen Vertreter zu bestellen, der ihn bei längerer Abwesenheit durch Dienstplangestaltung, Krankheit, Urlaub usw. vertreten kann. Weiterhin koordiniert er die Arbeit seiner Kollegen bei seinem Bewohner und achtet darauf, dass vereinbarte Zeiten sowie Inhalte der individuellen Förderung eingehalten werden.

In regelmäßig stattfindenden Teamgesprächen tauschen sich die Bezugsbetreuer über die Gestaltung der pädagogischen Arbeit bei ihrem jeweiligen Bewohner aus und erhalten auf diesem Wege Feedback und Anregungen für den weiteren Verlauf. Außerdem ist ihnen die Dokumentation der Entwicklung (Entwicklungsberichte, Falldarstellungen etc.) übertragen (vgl. Konzept Dinslaken 1999).

Die personengebundene Betreuungsform in der Arbeit mit Menschen mit geistiger Behinderung bietet den Vorteil, dass ihnen ein fester Ansprechpartner geboten wird. Dies vermittelt Halt und Sicherheit sowie die Gewissheit, als Kommunikationspartner ernst genommen zu werden. Außerdem besteht durch die tragende Beziehung für den Betreuten die Möglichkeit, sich an der Persönlichkeit des Bezugsbetreuers zu orientieren. Dies beinhaltet die Chance, durch Identifikation und Modelllernen Lern- und Entwicklungsprozesse auszulösen.

Neben diesen positiven Aspekten der Bezugsbetreuung zeigen sich jedoch auch Schwierigkeiten, die insbesondere durch die Haltung des Betreuers auftreten können. Jeder Klient in einer Einrichtung der Behindertenhilfe befindet sich in einer Situation der Abhängigkeit. Im langen Prozess, immer unabhängiger von seiner Umgebung zu werden, hat er es jetzt mit einem Bezugsbetreuer zu tun, der selbst bereits unabhängig ist und viel Macht hat. In der Beziehung nun ist die Lernaufgabe des Klienten, für sich selbst eintreten zu lernen. Der Betreuer wiederum muss dafür loslassen können. Dies erfordert von ihm verantwortungsvolles und sensibles Beobachten und Hinterfragen der eigenen Handlungen. Wenn ein Klient noch nicht in der Lage ist, selbst zu wählen, so darf er ihn z. B. nicht von einem Tag auf den anderen selbst bestimmen lassen. Dies würde zu Unsicherheit und Ängsten führen. Andererseits besteht die Gefahr der „Überbehütung", Bevormundung oder des Machtmissbrauchs (vgl. Kleine Schaars 2003, 27-31).

Willem Kleine Schaars war Leiter der Wohnstätte De Blokhorst in Zwolle, und entwickelte dort ein neuartiges Bezugsbetreuerkonzept, das er 1992 in seinem Buch „Groeien naar gelijkwaardigheid" (Deutsch: Anleitung zur Selbstständigkeit) veröffentlichte. 1999 wurde das Buch ins Deutsche übersetzt, so dass die Methodik in Deutschland bekannt wurde. Dennoch gibt es bei uns bisher nur wenige Erfahrungen mit dem Modell, obwohl es sich in den Niederlanden und auch in Belgien bereits erfolgreich etabliert hat.

Die Idee hinter Kleine Schaars Konzept ist die, dass die Klienten weder verwahrt, noch gefördert oder pädagogisch betreut werden sollen, sondern dass sie vielmehr in ihrem Prozess auf dem Weg zur Selbstständigkeit begleitet und unterstützt werden. Dies geschieht unabhängig von ihrem intellektuellen Niveau. Der Begleiter soll ihnen als gleichwertige Dialogpartner gegenüber treten, mit Respekt und ohne sie überzubehüten oder zu überfordern. Der Klient muss auf allen Ebenen Mitspracherecht haben, wenn es darum geht, ihn dabei zu unterstützen, sein eigenes Leben zu führen, er „muss sozusagen die Achse sein, um die sich alles dreht, unterstützt durch direkte Begleiter" (Kleine Schaars 2003, 12).

Im Mittelpunkt von *Kleine Schaars* Methodik steht der Klient, und dazu gehört die Begleitung durch jeweils einen Alltagsbegleiter und einen Prozessbegleiter, welche in allen wichtigen Fragen die Ansprechpartner des Klienten sind.

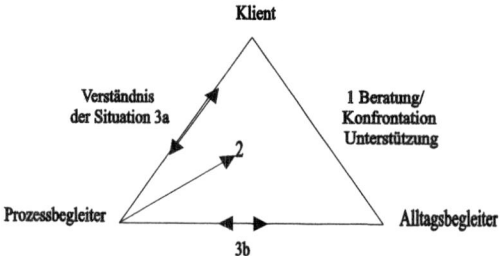

Abb.1

Bei der Beziehung zwischen Klient und Alltagsbegleiter (1) handelt es sich um die primäre Interaktion. Hier findet die Begleitung statt. Der Alltagsbegleiter unterstützt den Klienten in seinem Entwicklungsprozess zu ausgewogener Selbstbestimmung. Er strukturiert Aufgaben und berät ihn, um Überforderungen vorzubeugen. Er arbeitet dabei auf verschiedenen Gebieten: Er hilft bei Geldproblemen, bei der Wahl von Tages- oder Zukunftsplänen, beschäftigt sich mit den praktischen und sozialen Fähigkeiten des Klienten und unterstützt ihn im alltäglichen Ablauf. Er übernimmt Verantwortung gegenüber dem Klienten und er kann Grenzen bestimmen. Sein Ziel ist es, den Klienten ernst zu nehmen und zu unterstützen.

Ausgangspunkt der Interaktion zwischen dem Alltagsbegleiter und dem Klienten ist die Beratung. Der Alltagsbegleiter ist für das Wohlbefinden des Klienten verantwortlich. Dafür sind regelmäßige Kontakte unerlässlich, so dass er die Grenze zwischen Selbstbestimmung und Überforderung aufmerksam beobachten kann. Zwischen den Eltern des Klienten sowie dem Alltagsbegleiter besteht ebenfalls ständiger Austausch. Sie delegieren alltägliche Verantwortlichkeiten, die der Klient nicht übersehen kann an den Begleiter und werden durch regelmäßige Beratungen in den für Eltern oft schwierigen Prozess des Selbstständig-Werdens ihres Kindes eingebunden (vgl. Kleine Schaars 2003, 88f.).

Das Konzept unterscheidet begrifflich zwischen Alltags- und Arbeitsbegleiter. Der Alltagsbegleiter begleitet den Klienten in seiner Wohnumgebung, während der Arbeitsbegleiter in Werkstätten für behinderte Menschen, bei Arbeitsplätzen auf dem freien Arbeitsmarkt oder in Tagesstätten arbeitet (vgl. Kleine Schaars 2003, 48f.).

Die Beziehung zwischen Klient und Alltagsbegleiter wird durch den Prozessbegleiter beobachtet (2). Er achtet darauf, dass sie verantwortlich verläuft und als Ausgangspunkt immer die Eigenverantwortlichkeit des Klienten hat. Ständig prüft er die Machtposition des Alltagsbegleiters in Bezug auf die Abhängigkeit des Klienten. Er gibt darüber Rückmeldung und fungiert bei eventuellen Konflikten als Moderator zwischen den beiden Parteien.

Die sekundäre Interaktion (3 a) besteht zischen Prozessbegleiter und Klient. Dieser wird in seiner Situation vom Prozessbegleiter verstanden, der, wenn es nötig ist, Feedback gibt, ohne sich jedoch mit dem aktuellen Problem zu befassen. Das wichtigste Merkmal besteht darin, dass er niemals ein Urteil über den Klienten fällt. Es ist seine Aufgabe, eine vertrauensvolle Beziehung zu entwickeln, in welcher der Klient lernen kann, sich selbst zu beobachten, um somit unabhängiger von seinem Umfeld zu werden. In dieser Beziehung muss er nicht kämpfen, er wird nicht zur Verantwortung gezogen. Dies ist Aufgabe des Alltagsbegleiters. Der Prozessbegleiter hört immer zu und stimmt seine Kommunikation auf die Möglichkeiten des Klienten zur Verständigung ab. Um eine Kontinuität in den Gesprächsablauf zu bekommen, werden Gesprächstermine in wöchentlicher Frequenz empfohlen. Eine notwendige Ausgangsposition ist, dass die Gespräche entspannt verlaufen und immer vom Klienten ausgehen. Dies setzt voraus, dass die Gesprächsinhalte vertraulich behandelt werden. Spricht der Klient von sich aus kein Problem an, so gibt es für den Prozessbegleiter auch keines. Wenn jedoch ein gravierendes Problem auftritt, so kann der Begleiter gezwungen sein, dem Klienten therapeutische Hilfe durch Dritte anzubieten. Er sollte sich nicht dazu verführen lassen, Aufgaben zu übernehmen, für die er nicht qualifiziert ist. Der Prozessbegleiter ist Berater, nicht Therapeut.

Eine weitere Aufgabe besteht darin, den Klienten in seiner Beziehung zu seinen Eltern zu unterstützen, die sich mit zunehmender Selbstständigkeit gravierend verändern kann. Dabei ergreift der Begleiter jedoch nicht für eine Seite Partei, sondern fungiert wiederum als Moderator und Vermittler (vgl. Kleine Schaars 2003, 83-85).

Eine weitere Sekundäre Interaktion findet zwischen dem Alltagsbegleiter und dem Prozessbegleiter statt (3 b). Dieser hört sich Auffassungen des Alltagsbegleiters an, ohne sich in das Problem einzumischen. Wenn nötig, gibt er Feedback.

Die Zusammenarbeit zwischen den Begleitern nimmt einen wichtigen Platz ein in der Unterstützung des Klienten. In der Praxis ergaben sich für *Kleine Schaars* vier zentrale Bereiche, in denen sich die Begleiter der Funktionen des jeweils anderen - zum Wohle des Klienten - bedienen können:

a) Wenn geprüft werden soll, ob Klient und Alltagsbegleiter einander verstehen.

b) Wenn geprüft werden soll, ob der Klient eventuell zu sehr vom Prozessbegleiter abhängig ist.

c) Wenn die Frage auftaucht, wer bei der Klärung von Konfliktsituationen das Gespräch beginnt.

d) Wenn der Prozessbegleiter bei Konflikten gezielt einbezogen werden soll (vgl. Kleine Schaars 2003, 56f.).

Große Bedeutung haben in diesem Konzept auch die Entwicklungsberichte über Klienten. Sie liefern Informationen für die Alltags- und Prozessbegleiter, damit diese das Team beraten und Aufgaben delegieren können. Daher müssen die Berichte so objektiv wie möglich, effizient und übersichtlich sein. Damit dies auch gewährleistet ist, kommen vier Arten von Berichten zum Einsatz: Der Bericht des Alltagsbegleiters, der Bericht des Prozessbegleiters, medizinische Berichte sowie Berichte des Teams. Die Hauptverantwortung liegt bei den Begleitern. Das Team nimmt die Position von Beobachtern ein, die auch von Ereignissen berichten können, die außerhalb der Kenntnis der Begleiter stattfinden (vgl. Kleine Schaars 2003, 53f.).

Auch im Bereich der Hilfeplanung weist dieses System eine Besonderheit auf. Der Hilfeplan (oder auch Betreuungsplan) wird in der Regel von den verantwortlichen Betreuern geschrieben. Sie berichten rückblickend, meist für den Zeitraum eines Jahres, welche Entwicklung ein Klient gemacht hat und worin auf der Basis dieser Evaluation eine neue Zielsetzung formuliert werden kann und muss. Bei *Kleine Schaars* Bezugsbegleitung werden jedoch zwei Hilfepläne geschrieben, um eine einseitige Sichtweise zu vermeiden. Der erste stammt vom Alltagsbegleiter und ein weiterer vom Klienten selbst, den dieser mit Hilfe des Prozessbegleiters schreibt. Wenn beide Berichte vorliegen, werden inhaltlich voneinander abweichende Punkte besprochen. Auf diesem Wege kommt die Stimme des Klienten deutlicher zum Zuge (vgl. Kleine Schaars 2003, 55).

3.3.2 Das Bezugserziehersystem in der Heimarbeit

Seit der Eröffnung der ersten Waisenanstalten in den Reichsstädten im 16. Jahrhundert bis heute machte die Heimerziehung einige essenzielle Veränderungen durch. Bis ins 18. Jahrhundert hinein wurden elternlose Kinder in großen Anstalten untergebracht, in denen ein autoritärer Erziehungsstil praktiziert wurde. „Anzustrebende Tugenden waren auf Gott bezogene Wahrheit, Gehorsam und Fleiß" (Günder 2000, 15). Die Kinder wurden zu Disziplin und Gehorsam erzogen. Mit dem 30-jährigen Krieg wurden die Anstalten mit Kindern nahezu überflutet, so dass Massenunterbringungen notwendig wurden, in denen individuelle pädagogische Förderung nicht zu realisieren war. Dieser Trend setzte sich fort, die Unzufriedenheit mit den Waisenhäusern stieg, die Kinder erfuhren eine hohe Stigmatisierung und hatten nur einen niedrigen gesellschaftlichen Stand.

Erst 1798 hielten – durch den Einfluss Rousseaus und vor allem Pestalozzis - pädagogische Ideen und die kindorientierte Erziehung Einzug in die damaligen Institutionen für elternlose Kinder. Mit Pestalozzis „Armen-Erziehungshaus" existierte zum ersten Mal eine Einrichtung, in denen nicht Strenge, Zucht und Ordnung die vorherrschenden Ideale waren, an denen sich die Erziehung orientierte, sondern die Liebe zu den Kindern. „Der Waisenvater musste seinen Kindern alles sein: Vater, Diener, Aufseher, Krankenwärter und Lehrer. Bei der Kärglichkeit der Hilfsmittel musste sich die Erziehung auf das Wichtigste beschränken; die Erziehungsmethode war diejenige der Liebe." (Rattner 1968, 100) Pestalozzi teilte gemeinsam mit seiner Familie das Leben mit den Waisenkindern und wurde durch den „Wohnstubencharakter" seines Erziehungsideals zum Begründer des Familienprinzips in der Heimerziehung.

Dieses Prinzip wurde von Wichern ebenfalls in seinem 1833 gegründeten „Rauhen Haus" konsequent in die Praxis umgesetzt. Die Erziehung in und durch kleine Gemeinschaften und christlich geprägte individuelle

Zuneigung in der Beziehungsarbeit waren die Basis seiner Kinderbetreuung (vgl. Günder 2000, 20f.).

Trotz dieser frühen Entwicklungstendenzen zu einer dezentralen und individuellen Pädagogik in der Heimarbeit dauerte es noch bis zum Ende der 1960-er Jahre, bis der Heimerziehung durch die allgemeine Veränderung der Einstellung zur Erziehung und die von linken Studentengruppen initiierte Heimkampagne mehr Aufmerksamkeit geschenkt wurde. Die Studenten stellten Reformforderungen wie z. B. die Abschaffung repressiver, autoritärer Erziehungsmethoden und die Verringerung der Gruppengröße, welche nach und nach in den 70-er und 80-ger Jahren politisch und gesellschaftlich umgesetzt werden konnten (vgl. Günder 2000, 23). Die Reformen führten zu erheblichen quantitativen und strukturellen Veränderungen innerhalb des Praxisfeldes. Die Großheime erfuhren eine Dezentralisierung, es kam zu Auslagerungen von Heimgruppen in andere Häuser oder Stadtteile, es entwickelten sich Außenwohngruppen, selbstständige Wohngemeinschaften und das betreute Wohnen (vgl. Günder 2000, 68). War die Heimerziehung zuvor geprägt durch Pflege, Beaufsichtigung und Versorgung sowie autoritäre Erziehungsstile, so steht heute das Helfen und Fördern im Fordergrund und die „Praxis des gemeinsamen Wohnens und Erlebens innerhalb von kleinen Gruppen mit familienähnlichen Strukturen" (Günder 2000, 99).

Auch der Beziehungsaspekt in der Heimarbeit hat mittlerweile einen hohen Stellenwert eingenommen. Kinder und Jugendliche in der Heimarbeit möchten angenommen werden, sie bedürfen einer Beziehung zu ihren Erziehern, in der sie Halt, Vertrauen, Anteilnahme, Respekt und Interesse für die eigene Person finden (vgl. Günder 2000. 98). Die meisten Kinder kommen aus Verhältnissen in das Heim, in denen sie eben solche Beziehungen vermisst haben. Damit das Heim auch wirklich ein Heim im Sinne von „ein Zuhause" für sie sein kann, brauchen sie individuelle Beziehungen, in denen sie sich geborgen fühlen können.

Aus der Idee, Kinder in familienähnlichen Strukturen zu begleiten, sie in kleinen Gruppen betreuen zu lassen sowie der verstärkten Betonung des Beziehungsaspekts in der Heimpädagogik entwickelte sich das Bezugserziehersystem in der Heimarbeit, das vor allem in Außenwohnstellen, familienanalogen Wohngruppen und Kleinstheimen praktiziert wird. Die Praxis sieht meist vor, dass jeder Bezugserzieher oder -pädagoge zwei bis drei Bezugskinder oder Bezugsjugendliche übernimmt, Teilzeitstellen entsprechend nur ein Kind oder einen Jugendlichen. Der Bezugserzieher stellt den primären Ansprechpartner für Jugendämter, Angehörige, Kindergärten, Schulen, Ärzte, Bereichsleitung, Verwaltung, usw. dar. Wichtige Daten der Kinder und Jugendlichen befinden sich bei nur einer hauptverantwortlichen Person. Außerdem wird so gewährleistet, dass wichtige Daten nicht so schnell auf langwierigen, verzweigten administrativen Wegen über verschiedene zuständige Verwaltungsabteilungen verloren gehen, sondern gebündelt an einer Stelle aufbewahrt werden (vgl. Konzept Nordrhein-Westfalen o. J).

Der Bezugserzieher nimmt verschiedene Funktionen für das Kind ein. So ist er Organisator äußerer Lebensbedingungen und Modell für die praktische, alltägliche Lebensführung. Z. B. verwaltet er gemeinsam mit den Kindern und Jugendlichen in einer alters- und entwicklungsstandgemäßen Art und Weise deren Konten. Diese beinhalten Taschengeld und Bekleidungsgeld. Bekleidungseinkäufe werden gemeinsam mit den Kindern getätigt, dabei gibt der Bezugserzieher Hilfestellung und fungiert als Modell. Jugendliche sprechen sich meist mit dem Erzieher ab und kaufen dann selbst ein.

Der Bezugserzieher trägt weiterhin die Verantwortung für die Gesundheitsfürsorge. Er achtet also darauf, dass regelhafte Untersuchungen und Impfungen sowie andere Arzt- und Therapeutenbesuche wahrgenommen werden. In der Beziehung zum Kind beobachtet und begleitet er dessen Kommunikation und Interaktion und bietet ihm Orientierung in seinem Leben getrennt von der Familie und vertrauten Lebenssituation.

Die Situationsberichte für die meist halbjährlich stattfindenden Hilfeplangespräche schreibt ebenfalls der Bezugspädagoge. Bevor der zuständige Fallbearbeiter des Jugendamtes oder der Sorgeberechtigte sie erhalten, werden sie zunächst mit der Bereichsleitung besprochen, in den meisten Fällen auch mit dem Kind oder Jugendlichen. An diesen Gesprächen nimmt der Bezugserzieher ebenfalls teil und vertritt dort die Belange des Kindes. Daneben hält er den Kontakt zu Angehörigen, koordiniert mit ihnen Beurlaubungstermine und erkundigt sich über den Verlauf von Kontakten. Bei Besuchskontakten, die begleitet werden müssen, übernimmt der Bezugserzieher in der Regel diese Begleitung und steht dem Kind im Anschluss unterstützend zur Verarbeitung von emotional belastenden Kontakten zur Verfügung (vgl. Konzept Lich o. J.).

Es ist nicht nötig, dass der Bezugspädagoge alle Aufgaben stets selbst übernimmt. Bestimmte Punkte können auch an Kollegen weiter gegeben werden. Für den Fall, dass der Erzieher z. B. nicht an wichtigen Terminen teilnehmen kann, muss er dafür eine Vertretung organisieren, mit der auch das Kind oder der Jugendliche einverstanden ist.

Rückführungen in die Herkunftsfamilie und Anbahnungen bei der Vermittlung in Pflegefamilien werden ebenfalls vom Bezugspädagogen begleitet. Die Intensität dieses Prozesses richtet sich je nach den Vereinbahrungen im Hilfeplan.

Der Modus, nach dem entschieden wird, welcher Erzieher für welches Kind die Bezugserzieherschaft übernimmt, ist unterschiedlich. In einigen Einrichtungen - insbesondere in Krisenwohnheimen, in denen Kinder nur kurze Zeit untergebracht sind - richtet sich die Auswahl danach, welcher Pädagoge zur Zeit „frei" ist. Da Neuaufnahmen immer dann stattfinden, wenn zuvor ein oder mehrere Kinder entlassen wurden, ist immer ein Pädagoge ohne Bezugskind, der daraufhin die Verantwortung für das kommende Kind übernimmt. In anderen Einrichtungen wird dies im Laufe der ersten Wochen, die das Kind im Heim verbringt von den Erziehern entschieden.

3.3.3 Die Bezugspflege in der erwachsenenpsychiatrischen Praxis

Die historische und theoretische Grundlage der Bezugspflege in der stationären psychiatrischen Arbeit bildet das Pflegemodell „Primary Nursing", das in den 60-ger Jahren von *Mary Manthew*, einer amerikanischen Krankenschwester am University of Minnesota Hospital, für alle klinischen Stationen konzipiert und eingeführt wurde. In ihrem Buch „The Practice of Primary Nursing", das 1980 in den USA erschien, beschreibt sie die Unzulänglichkeit der damaligen Pflegesysteme. Insbesondere nahm sie Anstoß an der Zentralisierung der Pflegeentscheidungen. Die am Bett Pflegenden seien gezwungen, Anordnungen von oben, im klinischen Bereich also von der Stationsschwester anzunehmen und durchzuführen. Sie hätten demnach nur einen begrenzten Entscheidungs-, Aktions- und Verantwortungsspielraum (vgl. Kellnhauser 1998, 633).

In diesem hierarchischen Entscheidungssystem sah Manthew zwei große Probleme. Zum einen kann die Pflege dem einzelnen Patienten in seiner individuellen und vielleicht akuten Not nur begrenzt hilfreich sein, da Entscheidungen nicht selbstständig von den Pflegenden getroffen werden können, sondern erst nach Rücksprache mit der vorgesetzten Stationsschwester. Zum anderen wuchs die Unzufriedenheit des Pflegepersonals permanent. Das System des Primary Nursing ermöglicht dagegen eine Dezentralisierung der Entscheidungsfindung. Der Pflegende entscheidet über die erforderlichen pflegerischen Aktivitäten und übernimmt auch die Verantwortung dafür. So werden einerseits die pflegerischen Fähigkeiten der Einzelnen herausgefordert, andererseits deren berufliche Autonomie angehoben. Der Patient wiederum erhält eine individuell auf ihn und seine aktuellen Bedürfnisse zugeschnittene Pflege, und es findet eine direkte Kommunikation von Person zu Person statt.

Das Modell Primary Nursing kann wie folgt definiert werden: „Primary Nursing oder Primär-Pflege ist die Erbringung von umfassender, koordinierter, kontinuierlicher und individualisierter ganzheitlicher Pflege durch die examinierte Krankenschwester, der hierfür Autonomie, Verantwortung und Autorität auf einer 24-stündigen Basis übertragen wird" (Kellnhauser 1998, 633).

Das Besondere an Manthews Pflegemodell liegt in der grundlegend anderen Organisation. Im Unterschied zu anderen Pflegemodellen liegt jetzt die kontinuierliche Verantwortung für alle pflegerischen Maßnahmen, die während seines Klinikaufenthaltes für und mit einem Patienten durchgeführt werden, bei ein und derselben Pflegeperson.

Beschränkt sich Manthews Modell des Primary Nursing noch auf die Organisation rein pflegerischer Tätigkeiten durch Krankenschwestern und -pfleger (vgl. Kellnhauser 1998, 634), so schließt das deutsche Modell der Bezugspflege - insbesondere in der psychiatrischen Praxis - eine bewusst angelegte Intensivierung zwischenmenschlicher Beziehungen ein. Somit kann die Primär-Pflege zwar als organisatorische Grundlage für die deutsche Bezugspflege benannt werden, allerdings dürfen die beiden Systeme nicht gleichgesetzt werden.

Zum grundlegenden Verständnis der in Deutschland durchgeführten Bezugspflege muss zunächst gesagt werden, dass hier in der Patientenpflege zwei unterschiedliche Systeme existieren: Die Funktionspflege und die Bezugspflege.

Bei der Funktionspflege wird die gesamtpflegerische Arbeit in verschiedene Einzeltätigkeiten aufgeteilt, wie Hilfestellung bei der Hygiene oder Medikamentenausgabe, die ein Pflegender bei allen Patienten einer Station durchführt. Diese durch Spezialisierung gekennzeichnete Arbeitsteiligkeit ist vergleichbar mit dem arbeitsteiligen Prinzip in der Industrie. Dort dient sie der Rationalisierung der Arbeit. Erwartet wird die routinierte, schnelle und gute Ausführung der Einzeltätigkeit, die wiederum zum reibungslosen Funktionieren der einzelnen Arbeitsabläufe führen soll. Entsprechend steht auch bei der Funktionspflege das Einsparen von Zeit sowie die Einsatzmöglichkeit angelernter Pflegekräfte im Vordergrund (vgl. Schletting; von der Heide 1993, 70f.). In der Funktionspflege findet sich also eine sächliche und ökonomische Orientierung, welche in erster Linie im Versorgen der physischen Bedürfnisse der Patienten ihren Ausdruck findet. Seelische oder geistige Bedürfnisse spielen nur eine untergeordnete Rolle.

Im Gegensatz zur Bezugspflege ist die Funktionspflege also nicht beziehungsorientiert. Die pflegerische Tätigkeit wird eher einer Pflegekraft zugeordnet als einem bestimmten Patienten. Diese Pflegeform gilt mittlerweile als überholt, da sich gezeigt hat, dass sowohl Pflegende als auch Patienten mit diesem Versorgungsprinzip zunehmend unzufrieden werden (vgl. Mühlbauer, Reinhard, Süllwold 1994, 469). Dagegen haben sich patientenorientierte Pflegesysteme bewährt. Dazu zählen neben der Bezugspflege unter anderem auch die Zimmerpflege sowie die Bereichspflege. Bei der Zimmerpflege wird zu Dienstbeginn einer Pflegeperson ein bestimmtes Zimmer zugewiesen. Bei der Bereichspflege werden Patienten einer großen Station in bestimmte räumliche Bereiche aufgeteilt, und zu Beginn jeder Schicht besprechen die Pflegenden, wer für die Patienten in den Zimmern welches Bereiches zuständig ist (vgl. Mühlbauer, Reinhard, Süllwold 1994, 76).

Obwohl in der Erwachsenenpsychiatrie nicht nur Pflegekräfte angestellt sind, sondern auch pädagogische Fachkräfte, die auch als Bezugspersonen eingesetzt werden, erhält sich aufgrund der klinischen Strukturen und häufigen Zugehörigkeiten von Psychiatrien zu Krankenhäusern der Begriff der Bezugspflege und deren pflegerische Orientierung. Die Bezugspflege wird dann wie folgt definiert:

„Ein Bezugspflegesystem ordnet Menschen (Pflegepersonen) zu Menschen (Patienten) zu." (Kistner 1997, 20). Bei Fiechter und Meier (1981) heißt es weiter: „Pflege ist ein zwischenmenschlicher Beziehungsprozess, bei dem zwei Personen (Pflegender und Gepflegter) zueinander in Kontakt treten, um ein gemeinsames Ziel, das Pflegeziel zu erreichen." Und Kunze und Kaltenbach (1990, 220) ergänzen: „Psychiatrische Krankenpflege bedeutet ganzheitliche Pflege. Ganzheitliche Pflege kann nur in Form der Bezugspflege durchgeführt werden."

Es kann also gesagt werden, dass der zentrale Ausgangspunkt der Bezugspflege in der psychiatrischen Praxis der ist, dass jeder Patient eine für ihn zuständige Pflegeperson hat, die mit ihm professionell Beziehung gestaltet und sich somit um physische aber in besonderem Maße auch um psychisch-seelische Belange kümmert, ihm also eine ganzheitliche Pflege zukommen lässt.

In den meisten psychiatrischen Kliniken sind die grundlegenden Bereiche der Bezugspflege ähnlich organisiert und strukturiert. Ihre detaillierte inhaltliche Ausführung dagegen kann sich stark unterscheiden, je nach Auftrag und Klientel der Einrichtung. So kann die Art der Beziehungsgestaltung in einer Klinik für Suchtkranke nicht verglichen werden mit der auf einer Station für Menschen mit affektiven Störungen. Im Rahmen dieser Arbeit kann aufgrund der Fülle unterschiedlicher Inhalte daher nur auf die allgemeingültigen Basiselemente der Bezugspflege eingegangen werden.

Die kontinuierliche Zuständigkeit einer Pflegekraft besteht vom Tag der Aufnahme des Patienten auf die psychiatrische Station bis zu seiner Entlassung oder Verlegung. Eine Beziehung zwischen Pflegendem und Patient kann auch unabhängig von spontaner Sympathie realisiert werden. Selbst ablehnende Patientenreaktionen - wie Distanz, Abneigung oder Abwehr - können durch aktives Hinterfragen des Pflegenden noch zu einer Ausgangsposition führen, die eine gute Beziehung ermöglicht. Sollte dies - auch mit Hilfe von Außen, wie z. B. Supervision - absolut nicht möglich sein und die Beziehung einer der Parteien schaden, so besteht die Möglichkeit, die Bezugspflege innerhalb des Teams zu tauschen. Diese letzte Konsequenz sollte aber erst ergriffen werden, wenn tatsächlich ein schwerwiegendes unlösbares Problem besteht, da aufgrund der psychischen Erkrankung der Patienten Konflikte in Beziehungen oft die Regel sind und sich häufig durch die Auseinandersetzung mit dem Anderen und das Aushalten der Konflikte die Beziehung erst entwickelt.

Mit der Übernahme eines Bezugspatienten ist die volle Verantwortung für den gesamten Pflegeverlauf inklusive Pflegeplanung und Durchführung der Pflegemaßnahmen und -dokumentation verbunden. Außerdem muss der Pflegende dem Patienten und allen Mitarbeitern namentlich bekannt sein. Auf diesem Wege wird für den Patienten die Anonymität der Pflegenden, wie sie in der Funktionspflege zu finden ist überwunden und individuelle Pflege ermöglicht. Zum anderen lernt der Pflegende seinen Patienten mit seiner Diagnose und Prognose, mit seinen Gewohnheiten, Anliegen, Problemen und Ressourcen sehr gut kennen. So kann er abschätzen, wie belastbar der Patient ist und wie seine zumutbaren Eigenaktivitätsmöglichkeiten sind. Die Pflege kann so individuell geplant werden.

Da die Pflegekraft umfassend über den Patienten informiert ist, wird sie zum Partner von Ärzten und Therapeuten, ist Mitglied im multiprofessionellen Team und trägt mit gezielten Beobachtungen zu Diagnostik und Therapie bei. Sie stellt das Bindeglied zwischen den Bedürfnissen und Fähigkeiten des Patienten und geplanten Aktivitäten in Bezug auf Diagnose und Therapie dar und gewichtet und steuert so die Durchführung von Pflege, Diagnostik und Therapie (vgl. Schletting; von der Heide 1993, 8-10).

Die Grundlage der Bezugspflege bildet - neben einer effektiven und fachgerechten Pflege und Versorgung des Patienten - die persönliche zwischenmenschliche Begegnung mit ihm und das Begleiten im Beziehungsprozess. Es handelt sich dabei um eine professionelle Beziehung, die der Pflegende von Berufs wegen aufnimmt. Er hat dafür fachliches Wissen und Kompetenzen erworben sowie sich Fähigkeiten erarbeitet, um einen bewussten Beziehungsprozess eingehen zu können. Das ermöglicht es ihm, eine therapeutische Haltung in der Beziehungsgestaltung einzunehmen, in die der Patient als sich entwickelnde Persönlichkeit einbezogen ist und in deren Verlauf etwas Positives wachsen kann.

Die Bezugspflege soll sowohl dem Patienten als auch der Pflegekraft eine konstruktive Entwicklung der Persönlichkeit ermöglichen.

Die Haltung und Einstellung des Pflegenden trägt mehr zur therapeutischen Atmosphäre bei als Pflegeorganisation und -systeme. Diese Form der Beziehung kann, muss jedoch nicht therapeutische Wirkungen entfalten. Da nicht deutlich ist, an welchem Punkt eine solche Patienten-Pfleger-Beziehung in eine therapeutische übergeht, wird in diesem Zusammenhang von *pflegerischer* Beziehung gesprochen. Dies impliziert einen professionellen, bewussten Umgang mit dem Patienten (vgl. Schletting; von der Heide 1993, 13-15).

3.3.4 Bezugsbetreuung in heilpädagogisch- therapeutischen Einrichtungen für Kinder

Der Begriff „pädagogisch-therapeutische Arbeit" wird in Einrichtungen benutzt, in denen pädagogische und therapeutische Methoden bei der Arbeit mit Kindern eng miteinander verbunden sind, z. B. in Kinderpsychiatrien. Dort besuchen die Kinder Psychotherapiesitzungen und/oder erhalten Unterstützung durch verhaltenstherapeutische Maßnahmen wie Verstärkerpläne oder Verhaltenstrainings. Dabei werden sie von therapeutischen Fachkräften begleitet.

Die Begleitung der Kinder im Alltag und die Bezugsbetreuung dagegen werden hauptsächlich von pädagogischen Fachkräften übernommen. Gleichwohl vollzieht sich der Alltag in einem therapeutischen Milieu, das durch die Haltung der Betreuer und durch die Bezugsbetreuung aufgebaut wird. Da die Verbesserung der Beziehungsfähigkeit der Kinder einen großen Teil der Behandlung einnimmt, kann man sagen, dass die Beziehungsgestaltung mit dem Kind selbst problemlösendes Handeln ist, also sowohl pädagogisch, als auch hinsichtlich therapeutischer Ziele wirksam ist (vgl. Konzept Bonn o. J).

Aufgrund dieser Dualität muss von pädagogisch-therapeutischem Handeln gesprochen werden. Die pädagogisch-therapeutisch orientierte Bezugsbetreuung oder auch das Bezugspersonensystem in der Arbeit mit psychisch kranken, traumatisierten und verhaltensauffälligen Kindern findet sich in Kinder- und Jugendpsychiatrien, Tageskliniken und auch in heilpädagogisch ausgerichteten Heimgruppen sowie Intensivgruppen für verhaltensauffällige Kinder. Ihre Grundlage ist in der Bezugspflege zu finden.

Kinder- und Jugendpsychiatrien sind wie Erwachsenenpsychiatrien von ihrer Struktur her klinisch organisiert. Das bedeutet, dass sie ärztlich geleitet werden und das Personal einer Station, der so genannte Pflege- und Erziehungsdienst, einer pflegerischen Stationsleitung unterstellt ist.

Meist sind sie Teil großer städtischer-, Universitäts-, oder Kinderkliniken. Aufgrund dieser klinischen Struktur sprach man auch von der pädagogisch-therapeutischen Bezugsbetreuung zunächst als Bezugspflegesystem. Dies ist auch in manchen Kliniken weiterhin der Fall, obwohl die Arbeit in ihrer Gewichtung weitaus mehr pädagogisches als pflegerisches Handeln umfasst. Aus diesem Grund setzte sich immer mehr die Begrifflichkeit der Bezugsbetreuung und des Bezugspersonensystems durch, da die Bezeichnung Bezugspflege die Arbeitsinhalte der Mitarbeiter des Pflege- und Erziehungsdienstes nicht korrekt wiedergibt.

Bezugsbetreuung bedeutet, dass ein Mitarbeiter des Pflege- und Erziehungsdienstes sich in besonderer Weise auf eine Beziehung zu einem Kind einlässt. Viele psychische Störungen im Kindesalter haben ihren Ursprung entweder in unsicheren sozialen Beziehungen und/oder traumatischen Erlebnissen und/oder organischen Ursachen, die alle Ausgangspunkt für schwerwiegende Verhaltensproblematiken und Bindungsstörungen sein können.

Aus diesem Grund ist es für die Behandlung von Kindern von großer Bedeutung, dass ihnen sichere, überschaubare, verbindliche und verantwortungsvolle Beziehungen angeboten werden. Dies wird durch die Bezugsbetreuung in besonderem Maße gewährleistet (vgl. Konzept Rheinland-Pfalz 2002). Die als Bezugsbetreuer arbeitenden Personen sind überwiegend pädagogische Fachkräfte (Sozial-/Heilpädagogen, Pädagogen, Erzieher, Heilerziehungspfleger), obwohl gerade in Kinder- und Jugendpsychiatrien auch Pflegekräfte wie Krankenschwestern oder Kinderkrankenschwestern als Bezugsbetreuer arbeiten und pädagogische Aufgaben übernehmen.

Die Zuordnung der Bezugsbetreuerschaft wird in den Einrichtungen unterschiedlich gehandhabt. In einigen Einrichtungen steht bereits mit dem Tag der Aufnahme eines Kindes fest, welcher Mitarbeiter sein Bezugsbetreuer wird. Er ist vom ersten Tag an sein Ansprechpartner, begleitet es im Alltag und hilft ihm, sich in der neuen Situation zurechtzufinden. Auf diese Weise soll gewährleistet werden, dass das Kind vom ersten Augenblick in der Einrichtung einen Halt- und Orientierungspunkt hat und sich bereits früh eine tragfähige Beziehung zwischen Betreuer und Bezugskind aufbauen kann.

Andererseits gibt es jedoch auch die Möglichkeit, dass sich die Kinder zunächst einige Zeit - meist zwei bis vier Wochen - in der Einrichtung befinden, ehe eine Bezugsperson festgelegt wird. Dies wiederum hat den Vorteil, dass genau geschaut werden kann, welcher Betreuer am besten für die Bezugsbetreuung geeignet ist, ob sich bereits Sympathien abzeichnen oder auch, ob eventuell besondere Probleme zwischen dem Kind und einem Mitarbeiter entstehen, die eine Bezugsbetreuung wenig sinnvoll und hilfreich erscheinen lassen. Auch gibt es organisatorische Unterschiede in der Anzahl der Bezugsbetreuer. Entweder übernimmt nur eine Bezugsperson ein Bezugskind oder das Kind bekommt zwei feste Bezugsbetreuer. Dies ist vor allem in Einrichtungen der Fall, in denen im Wechseldienst gearbeitet wird. Jedes Kind erhält dann pro Dienst einen Bezugsbetreuer. Damit wird gewährleistet, dass sowohl im Früh- als auch im Spätdienst ein besonderer Ansprechpartner zur Verfügung steht. Ein Wechsel der Bezugsperson ist in jedem Fall möglich, muss jedoch mit dem Team hinreichend reflektiert werden und stellt wie bei der Bezugspflege immer die letzte Konsequenz dar.

Die Bezugsperson ist für die Belange ihres Bezugskindes zuständig, kann aber auch bestimmte Angelegenheiten delegieren. Sie steht immer im Austausch mit dem multiprofessionellen Team (Ärzten, Therapeuten, Logopäden, Ergotherapeuten, Sozialarbeitern, Lehrern usw.) und erhält und holt sich so Informationen über das Bezugskind.

Die Aufgaben des Bezugsbetreuers bezüglich seines Bezugskindes sind sehr vielfältig. Je nach Organisationsform sollte er bei der Aufnahme und im Aufnahmegespräch anwesend sein und die Aufnahmeformalitäten durchführen. In erster Linie geht es bei der Bezugsbetreuung um die professionelle, heilpädagogische und therapeutische Beziehungsgestaltung mit dem Kind. Innerhalb der Beziehungsgestaltung sucht er den Kontakt zum Kind und ist bemüht, diesen zu halten, damit sich ein Vertrauensverhältnis aufbauen kann. Er muss auch auf die Bedürfnisse des Kindes in besonderer aber dennoch angemessener Weise eingehen. Im Alltag ist er Ansprechpartner für das Kind, gibt ihm Hilfestellungen, betreibt Krisenintervention und bietet Einzelaktivitäten an. Außerdem unterstützt er das Bezugskind bei der Integration in die Gruppe und begleitet es bei Arzt- oder eventuellen Gerichtsterminen oder auch beim Kontakten mit den Eltern.

Eine notwendige Aufgabe besteht auch darin, die Beziehung zum Kind ständig zu reflektieren und kritisch zu hinterfragen, insbesondere in Bezug auf die Kontrolle und Steuerung des Beziehungsverhältnisses. Dazu sind der Austausch und das Feedback des übrigen Teams nötig sowie die Möglichkeit zur Teilnahme an Supervision (vgl. Konzept Rheinland-Pfalz 2002).

In Absprache mit dem Betreuerteam ist der Bezugsbetreuer verantwortlich für die Durchführung der Pflege- und Erziehungsplanung sowie für deren Vorstellung und Reflexion im multiprofessionellen Team. Außerdem hat er darauf zu achten, dass der Pflege- und Erziehungsplan eingehalten und umgesetzt wird. Für die Zielkontrolle des Erziehungsplans - ebenso wie für die tägliche Verhaltensdokumentation - ist eine intensive Beobachtung des Bezugskindes nötig. Auch das Sammeln und Reflektieren von Informationen - einerseits durch das Kind, andererseits durch die Eltern oder andere externe Quellen wie z. B. Jugendämter - ist wichtig für die Arbeit mit dem Kind. Der Bezugsbetreuer ist außerdem dafür verantwortlich, therapieergänzende und -ausführende Maßnahmen umzusetzen, wie z. B. Fördermaßnahmen, Übungsprogramme oder Essenspläne.

Wichtiger Bestandteil der Bezugsbetreuung ist auch die Begleitung und Gestaltung der Abschiedsphase. Die Bezugsperson begleitet das Kind z. B. bei Vorstellungen in Heimen oder bei der Anbahnung einer Unterbringung in einer Pflegefamilie.

Schulbezogene Aufgaben gehören ebenfalls in den Verantwortungsbereich des Bezugsbetreuers. Er sollte regelmäßigen Kontakt zu zuständigen Lehrern halten und sich mit ihnen über den Leistungsstand und das Sozialverhalten des Bezugskindes austauschen. Wenn nötig, muss er auch für die Durchführung von Fördermaßnahmen wie z. B. Vorschule oder Legasthenieförderung Sorge tragen. Außerdem begleitet er Kind und Eltern bei Vorstellungsgesprächen.

Auch in Bezug auf die Elternarbeit kommen dem Bezugsbetreuer wichtige Aufgaben zu. Grundsätzlich sollte die Bezugsperson den Eltern persönlich bekannt sein und den Kontakt zu ihnen suchen und halten. Dies geschieht insbesondere nach Wochenenden oder nach längeren Beurlaubungen. Wichtig ist auch, dass mit den Eltern Termine abgesprochen werden und die Versorgung des Kindes koordiniert wird. Das betrifft z. B. die Frage, ob das Kind noch jahreszeitangemessene Kleidung braucht oder ob das Taschengeld verbraucht ist. Bei Bedarf nimmt der Bezugsbetreuer auch an Eltern- und Familiengesprächen teil und vertritt darin die Belange des Kindes.

3.4 Die Bedeutung des Bezugsbetreuersystems für die heutige Praxis sowie aktuelle Entwicklungen

3.4.1 Die Bedeutung für Mitarbeiter und Einrichtung

Der höchste Anspruch und das leitende Ziel der sozialen Arbeit ist es, dem Klienten eine ganzheitliche, individuell auf seine Bedürfnisse zugeschnittene Hilfe zukommen zu lassen. Aus diesem Ziel heraus entwickelte sich die Bezugsbetreuung und bietet ein Konzept, in dem Klienten erfolgreich eben jene ganzheitliche individuelle Hilfe geboten werden kann.

Insbesondere in der pädagogisch-therapeutischen Arbeit mit Kindern stellt die Arbeit mit diesem System einen hohen Anspruch an die Organisation und die Fachlichkeit sowie an die Persönlichkeit der Mitarbeiter einer Einrichtung. Gerade im Umgang mit psychiatrischen Klienten geschieht es, dass man sehr oft mit den eigenen Gefühlen konfrontiert wird. Der Umgang mit verhaltensauffälligen Kindern bringt uns oft genug an unsere Grenzen und zeigt damit deutlich, wie viel Macht so ein kleiner Mensch über uns haben kann. Daher ist es wichtig, dass sich jeder Mitarbeiter über die eventuellen Auswirkungen dieser Arbeit bewusst ist, um konstruktiv damit umgehen zu können. So besteht z. B. eine Gefahr darin, dass sich als Selbstschutz eine gewisse Routine einstellt. Dann stumpfen die Gefühle ab und die Arbeit wird nur noch mechanisch ausgeführt. In geringer Ausprägung kann dies zwar tatsächlich einen sinnvollen Schutz darstellen, in hoher Ausprägung jedoch wird auch die Persönlichkeit des Mitarbeiters deformiert (vgl. Kistner 1997, 95). Auch kann es geschehen, dass die aus der Arbeit resultierende Belastung überfordernd wirkt, was im schlimmsten Fall dazu führen kann, dass man die Kinder aggressiv abwehrt, „indem man eine chronisch abwertende, eventuell auch direkt aggressive Haltung zu den Kindern entwickelt" (ebd.). Eine Überforderung und emotionale Belastung kann auch zu psychosomatischen Krankheiten führen. Andererseits kann man aber auch aus der Reflexion der eigenen Handlungen und Reaktionen auf die Kinder sehr viel lernen und ein reiferer Mensch werden.

Die Arbeit mit dem Bezugsbetreuersystem erfordert eine hohe Qualifikation in Bezug auf die Bereitschaft und Kompetenzen der Mitarbeiter. Wie auch immer die Auswirkungen der Bezugsbetreuung auf die Mitarbeiter aussehen, es ist wichtig, sich diese bewusst und kontrollierbar zu machen. Die Einrichtungen müssen aus dem hohen Anspruch heraus auch hohe Verantwortung für die Mitarbeiter übernehmen, nicht zuletzt um die optimale pädagogisch-therapeutische Begleitung der Kinder zu gewährleisten. Sie müssen dafür sorgen, dass neue Mitarbeiter einer Einrichtung sorgsam ausgewählt, informiert und eingearbeitet werden. Auch brauchen die Mitarbeiter die Möglichkeit zur Entlastung und Beratung, sei es in Form von Supervision, Balintgruppen, kollegialer Beratung und/oder der Möglichkeit psychologischer Unterstützung.

Die Bezugsbetreuung kann neben den möglichen negativen, auch viele positive Auswirkungen auf Mitarbeiter haben. Durch sie wird die Zusammenarbeit zwischen den verschiedenen Berufsgruppen gefördert, und in der psychiatrischen Arbeit wird die Position des Pflege- und Erziehungsdienstes deutlich aufgewertet, da er durch die Bezugsbetreuung einen entscheidenden Anteil an der therapeutischen Behandlung erhält. Außerdem werden die hierarchischen Strukturen einer Einrichtung abgebaut. Es sind alle gleich und arbeiten partnerschaftlich zusammen. Der Informations- und Wissensstand der Mitarbeiter wächst, da sie durch den Austausch mit den andern Berufsgruppen auch Einblicke in andere Berufsfelder und fachliche Herangehensweisen erhalten. Die eigene Arbeit wird aufgewertet, die Motivation gesteigert und die Arbeitszufriedenheit steigt, da der einzelne Mitarbeiter mehr Verantwortung trägt. Außerdem nimmt die Identifikation mit der Arbeit durch die Bezugsbetreuung zu (vgl. Schichterich 1999, 8). Diese positiven Auswirkungen schlagen sich auch auf die Arbeitszufriedenheit der Mitarbeiter nieder und damit auch auf die Qualität der Betreuung.

3.4.2 Die Bedeutung für die Kinder

Kindern Beziehungsangebote zu machen ist in der Bezugsbetreuung die zentrale Methode. Insbesondere Kinder, die in ihrer Beziehungsfähigkeit gestört sind, brauchen eine besonders klare, überschaubare und verlässliche Beziehungsstruktur. Die Bezugsbetreuung bietet dies in besonderem Maße durch die in ihr realisierte Eins-zu-eins-Betreuung. Es ist dabei jedoch unerlässlich, dass sich die Mitarbeiter der positiven wie auch möglichen negativen Auswirkungen bewusst sind. „Gerade Kinder sind im Gegensatz zu den Erwachsnen von diesen Beziehungen abhängig, um zu lernen, später wieder tragfähige Beziehungen eingehen zu können. Eine klare Struktur im Bezugspersonensystem gibt den Kindern Sicherheit [...] und hilft ihnen, wieder Vertrauen aufbauen zu können" (Schichterich 1999, 9). In Kapitel drei und vier wird auf die Bedeutung der Bezugsbetreuung für bindungsgestörte Kinder vertiefend eingegangen.

3.4.3 Aktuelle Entwicklungen

Die Verwirklichung der Bezugsbetreuung in einer Einrichtung ist an bestimmte Kriterien geknüpft. Eines der wichtigsten stellt der Personalschlüssel dar. Damit jedes Kind einem Bezugsbetreuer zugeteilt werden kann, muss auch entsprechend viel Personal in der Einrichtung arbeiten. Aber Kinder- und Jugendpsychiatrien sind wie alle anderen sozialen Organisationen auch von den aktuellen Entwicklungen und Problemen in der sozialen Arbeit betroffen. Aufgrund der derzeit schlechten wirtschaftlichen Lage Deutschlands wurden für den sozialen Bereich staatliche Gelder gekürzt. Daher sind Einrichtungen gezwungen, Personal abzubauen, Stellen zu kürzen oder ganz zu streichen, da die ursprüngliche Zahl der Mitarbeiter nicht mehr finanzierbar ist. Wegen dieser Entwicklung ist das Bezugsbetreuersystem derzeit in einer großen Krise. Die wirtschaftlichen Rahmenbedingungen machen es schwierig, das Konzept in seiner reinen Form weiterhin anzuwenden.

Kann ein Konzept jedoch nicht mehr umgesetzt werden, so verliert es seine Wirksamkeit, was eine Anpassung der Konzeption an die veränderte Situation erfordert. Aus diesem Grund sind viele Einrichtungen derzeit dazu gezwungen, ihr Konzept zu überarbeiten und an die Umstände anzupassen. Eine der Veränderungen besteht darin, dass einem Betreuer mehrere Bezugskinder zugeteilt werden. Dies kann allerdings sowohl für die Kinder als auch für die Betreuer negative Folgen bedeuten. Den Kindern kann nur noch ein weniger intensives Beziehungsangebot gemacht werden, da ein Betreuer in derselben Zeit, die sonst einem Kind zukam, nun auf die Bedürfnisse mehrerer Kinder eingehen muss. Da sich aber diese Bedürfnisse gravierend unterscheiden können oder da ein Kind sehr viel mehr Aufmerksamkeit als ein anderes benötigen kann, besteht die Gefahr, dass trotz Bezugsbetreuersystem ein Kind „durch die Maschen fällt" und nicht das Beziehungsangebot und die enge Förderung erhält, die es bräuchte - ein Umstand der ja gerade durch die Eins-zu-eins-Betreuung vermieden werden sollte.

Als Gegenargument ließe sich anführen, dass ein ausgebildeter Sozial-/Pädagoge fachlich durchaus in der Lage sein sollte, zwei oder mehreren Klienten gerecht zu werden. Dem steht grundsätzlich auch nichts entgegen, allerdings kann es auch professionelle Helfer überfordern, zwei oder mehreren Kindern, insbesondere solchen mit Bindungsstörungen, ein intensives Beziehungsangebot zu machen. Diese Kinder brauchen, will man ihnen tatsächlich eine tragfähige Beziehung ermöglichen, sehr viel Aufmerksamkeit, emotionale Zuwendung und fordern von ihrem Betreuer emotionale Stärke sowie die Fähigkeit, Nähe und Distanz regulieren zu können, damit die Beziehung professionell und damit pädagogisch-therapeutisch wirksam bleibt. Dies stellt bereits in der Beziehung zu nur einem Bezugskind eine große Herausforderung und Verantwortung an Bezugsbetreuer dar sowie einen hohen Anspruch an dessen Professionalität. So konnte z. B. in der Praxis beobachtet werden, dass die Defizite und Bedürfnisse der Kinder häufig so ausfüllend sind, dass sie die gesamte Aufmerksamkeit des Bezugsbetreuers beanspruchen. Soll ein Betreuer nun mehreren Kindern gerecht werden, so besteht die Gefahr der Überforderung, was wiederum Unzufriedenheit und Krankheit zur Folge haben kann. Dadurch würde die Arbeit weder Kindern noch Mitarbeitern gerecht.

Eine andere Möglichkeit ist, dass eine Gruppe von Kindern zwei oder mehr Bezugsbetreuer zugeordnet bekommen. So allerdings würde das Konzept seinen besonderen Schwerpunkt der engen individuellen Beziehungsarbeit verlieren und sich nicht mehr von anderen Betreuungskonzepten in pädagogischen Einrichtungen unterscheiden.

Diese Überlegungen zeigen, dass nicht nur der organisatorische Anteil des Bezugsbetreuersystems den veränderten Rahmenbedingungen angepasst werden muss, sondern damit verknüpft auch die pädagogische Vorgehensweise.

Eine weitere Schwierigkeit ergibt sich daraus, dass häufig nicht ganze Stellen abgebaut, sondern vorhandene reduziert werden und ein Bezugsbetreuer weniger Stunden in der Einrichtung verbringt. Um Frustration und Überforderung bei den Mitarbeitern zu verhindern, erscheint es sinnvoll, die eigenen Erwartungen und Ansprüche an die Bezugsbetreuung den real vorhandenen Bedingungen anzupassen. Mitarbeitern sollte bewusst werden, dass auch ein reduziertes Maß an Bezugspflege noch positive Auswirkungen auf die Kinder hat. „Eine Beziehung zwischen zwei Menschen besteht ja nicht nur, solange sich diese von Angesicht zu Angesicht gegenüber stehen. Beziehung ist vielmehr eine Frage der gefühlsmäßigen Zuordnung. Insofern trägt gerade die Unmöglichkeit zu Verwirklichung 'reiner' Bezugspflege (-betreuung) zur Normalität der Beziehungsgestaltung bei" (Kistner 1997, 27f.).

Eine weitere aktuelle Entwicklung, die auf die Bezugsbetreuung in der Kinder- und jugendpsychiatrischen Praxis sowie auch in der Erwachsenenpsychiatrie erhebliche Auswirkungen haben kann, ist die derzeitige Diskussion darüber, die so genannten Diagnosis Related Groups (DRG) auch auf den psychiatrischen Bereich auszuweiten. Dabei handelt es sich um das im Jahre 2003 eingeführte diagnoseorientierte Fallpauschalensystem für Krankenhäuser. Im DRG sind alle Behandlungsfälle von ähnlichem Aufwand in einer Gruppe zusammengefasst. Diese Gruppe bildet die Basis für die Vergütung von Behandlungsleistungen (vgl. Haas). Neben der Art der Diagnose orientiert sich das DRG dabei auch daran, wie lange der Krankenhausaufenthalt eines Patienten vergütet wird.

Bisher bezogen sich die DRG nicht auf den psychiatrischen Bereich. Dies wird damit begründet, dass die notwendige Dauer der Behandlung bei psychischen Erkrankungen nicht nach Diagnosen eingeteilt werden kann, da sie stärker vom Einzelfall abhängen. Aufgrund der Verknappung von Finanzmitteln für Ausgaben und Leistungen im klinischen Bereich wird derzeit allerdings erwogen, die DRG in den kommenden Jahren auch auf den psychiatrischen Bereich zu übertragen. Dies würde bedeuten, dass sich die stationäre Behandlungsdauer von Kindern nicht mehr nach ihrem individuellen Bedarf richtet, sondern nach der Diagnose. Demnach stünde ihnen lediglich eine pauschale Kostenübernahme zu, womit ein ebenso pauschal vorgeschriebener Zeitraum in stationärer Behandlung einherginge. Neben anderen Konsequenzen würde dies bedeuten, dass sich die stationäre Aufenthaltsdauer der Kinder im Durchschnitt deutlich verkürzen würde.

Es ist evident, dass sich in diesem Fall auch das entsprechende pädagogisch-therapeutische Konzept ändern müsste. Das Bezugsbetreuersystem ist für Kinder ausgelegt, die sich über einen längeren Zeitraum in stationärer Behandlung befinden, da der Aufbau einer Beziehung zu psychisch kranken, bindungsgestörten oder traumatisierten Kindern einen sehr langen, schwierigen Prozess darstellt. Mitunter gelingt dies nicht einmal bis zur Entlassung des Kindes. Durch die DRG wäre die Beziehungsgestaltung über einen längeren Zeitraum innerhalb der Bezugsbetreuung also nur noch drastisch eingeschränkt zu realisieren. Dem müsste in der Art und Gestaltung der Bezugsbeziehung Rechnung getragen werden.

Zusammenfassend kann gesagt werden, dass sich die Bezugsbetreuung derzeit in einer Umbruchsphase befindet und das Konzept sich den derzeitig schwierigen Rahmenbedingungen der sozialen Arbeit anpassen muss. Das Bezugsbetreuersystem hat sich - in seinen verschiedenen Ausgestaltungen - in vielen sozialen Einrichtungen als das tragende Konzept etabliert und bewährt und ist mittlerweile nicht mehr aus der Arbeit mit Kindern und anderen Personen, die längere Zeit außerhalb ihres häuslichen Umfeldes untergebracht, versorgt, gefördert oder behandelt werden, wegzudenken. Daher ist es wichtig, dass es dem Bezugsbetreuersystem gelingt, sich flexibel an die aktuellen Veränderungen anzupassen und bestehen zu bleiben, statt starr auf seine herkömmliche Praxis zu bestehen – und dann nicht mehr umsetzbar zu sein.

4 Kinder mit Bindungsstörungen und deren Bedürftigkeiten

4.1 Definition des Begriffes Beziehung

Beziehung kann oberflächlich betrachtet definiert werden als Rolleninteraktion. Zwei Beziehungspartner gehen nicht als Individuen, sondern funktionell als Rollenträger miteinander um (z. B. Mutter – Kind, Sozialpädagoge – Klient, usw.). Die gesellschaftliche Definition der jeweiligen Rolle legt das Verhalten beider im Wesentlichen fest (vgl. Kistner 2002, 19). Obwohl die soziale Interaktion die Grundlage für Beziehung bildet, lässt diese sich nicht auf die sichtbare Handlungsebene reduzieren. Eine maßgebliche Rolle spielen nämlich darüber hinaus die wechselseitigen Emotionen und die jeweiligen individuellen Persönlichkeiten der beiden Beziehungspartner. Dies zeigt sich besonders darin, dass Beziehungen auch bei Trennungen weiter bestehen können, obwohl in dieser Zeit keine Interaktion stattfindet.

Die Art von Beziehungen hängt dennoch von der objektiven Situation, d. h. den Rahmenbedingungen und den gesellschaftlichen Vorgaben ab. Die wichtigsten sind:

- die sozialen Rollen der Beteiligten
- der Gegenstand der Interaktion
- der Zweck der Interaktion
- die voraussichtliche Dauer
- die Wahl oder Vorgabe des Interaktionspartners
- die wechselseitige soziale Macht der Beteiligten (vgl. ebd.)

Da Beziehungen aber zwischen Personen und nicht zwischen Rollen bestehen, entwickeln sie sich auf dem Hintergrund der Persönlichkeit der Beteiligten, wozu z. B. die eigene Rollendefinition und -gestaltung, eigene Normen und Werte, Stereotype, Wünsche, Bedürfnisse, der eigene Kommunikationsstil sowie die individuelle Beziehungsfähigkeit gehören. Es kann also gesagt werden, dass die Grundvoraussetzung von Beziehung ein „personales Gegenüber" ist (vgl. ebd.).

Der Begriff der Beziehung und deren Bedeutung beschäftigt die Anhänger verschiedener Wissenschaften, wie Theologen, Philosophen und Erziehungswissenschaftler bereits seit mehreren hundert Jahren. Insbesondere auch die pädagogische Beziehung rückte dabei in den Mittelpunkt der Betrachtungen und wurde aus unterschiedlichen Zeit- und Gesellschaftskontexten heraus erfasst und definiert. Einige davon sind aus der heutigen Sicht der pädagogischen Arbeit sicherlich überholt und nur noch von historischem Wert. Andere wirken, sei es ganz oder teilweise, bis heute auf das Verständnis von pädagogischer Beziehung ein oder geben Anlass zu kritischen Auseinandersetzungen. In diesem Kapitel sollen einige ausgewählte Sichtweisen zusammenfassend dargestellt werden.

4.1.1 Das dialogische Prinzip nach Martin Buber

Der Theologe und Philosoph Martin Buber beschäftigte sich intensiv philosophisch-anthropologisch mit der zwischenmenschlichen Beziehung, deren Wesen, Entstehung und Bedeutung für den Menschen. Buber sieht das Prinzip des Menschseins als ein auf zwei Aspekten beruhendes Sein. Der erste Aspekt ist die „Urdistanzierung", also die Fähigkeit, sich getrennt von seinem Gegenüber wahrnehmen zu können sowie das Gegenüber als selbstständige Person zu erkennen. Darauf aufbauend folgt das „In-Beziehungtreten", denn nach Buber kann nur derjenige in eine Beziehung eintreten, der sich auch distanziert von seinem Gegenüber sehen kann (vgl. Buber 1978, 11).

Aufgrund dieser beiden Aspekte ist es dem Menschen möglich, durch Sprache mit anderen in einen Dialog treten, den Buber als dialogische „Ich-Du" Beziehung bezeichnet. Um überhaupt Mensch werden zu können, ist er geradezu existenziell auf die Bestätigung und Anerkennung angewiesen, die er aus dieser Ich-Du-Beziehung gewinnt (vgl. Buber 1973, 7).

Weiterhin misst Buber der Beziehung die zentrale Bedeutung für die Selbstwerdung des Menschen bei. „Denn das innerste Wachstum des Selbst vollzieht sich nicht, wie man heute gerne meint, aus dem Verhältnis des Menschen zu sich selber, sondern aus dem zwischen dem Einen und dem Andern, unter Menschen also vornehmlich aus der Gegenseitigkeit der Vergegenwärtigung" (Buber 1978, 36). Der Mensch braucht also ein Gegenüber, um sich in seinem Selbst bestätigt und gespiegelt zu wissen, er erkennt sich erst durch den anderen, kann sich nur in Beziehung und Abgrenzung zum anderen als Ich wahrnehmen.

Die Grundlage jeder Beziehung besteht deshalb aus dem Wunsch, so akzeptiert und bestätigt zu werden, wie man ist sowie im Akzeptieren des Gegenübers in seiner Andersartigkeit. Diese grundsätzliche Öffnung für andere Personen bildet die Basis für ein „partnerschaftliches Gespräch" und damit für Beziehung (vgl. Buber 1978, 28, 30). Damit ist es die Fähigkeit zur Beziehung, die nach Buber den Menschen erst zu einem solchen macht - oder, plakativ gesprochen: Beziehung ist die Grundlage für alles.

4.1.2 Der pädagogische Bezug Herman Nohls

Ein weiterer Wissenschaftler, der sich mit dem Thema der pädagogischen Beziehung auseinander setzte, war Herman Nohl. Als Schüler von Friedrich Paulsen und Wilhelm Dilthey war er ein Vertreter der geisteswissenschaftlichen Pädagogik. Nohl führte 1918 den Begriff des „pädagogischern Bezugs" ein, ein Konzept, das bis zum Ende der 50-er Jahre als Grundsatz gültig blieb (vgl. Giesecke 1997, 217-219). Nach Nohls Meinung ist die Grundlage der Erziehung die „Bildungsgemeinschaft", die Erzieher und Zögling (mit dessen Bildungswillen) eingehen. Der Zögling bedarf der Beziehung zu einem gebildeten Erwachsenen, um selbst seine Bildungsmöglichkeiten entwickeln zu können.

Die pädagogische Beziehung beruht dabei auf dem elterlichen Vorbild, soll also durch Liebe, Schutz, Vertrauen und Autorität getragen werden. Im Gegensatz zur elterlichen Beziehung wahrt jedoch der Pädagoge dabei „pädagogischen Takt", womit eine gewisse Distanz zum Zögling sowie einfühlsames Verhalten, Warten und Handeln im richtigen Moment gemeint sind (vgl. Knapp 1999, 114). Nur durch zwischenmenschliche Beziehung und personale Vermittlung können dem Zögling Werte und Inhalte vermittelt werden. Der Pädagoge bringt etwas in die Beziehung ein, was dem Zögling noch fehlt, nämlich das, was Nohl als „Bildungsideal" bezeichnet (vgl. Giesecke 1997, 222f.). Auf diesem Hintergrund definiert er den pädagogischen Bezug als „[...] das leidenschaftliche Verhältnis eines reifen Menschen zu einem werdenden Menschen und zwar um seiner selbst willen, dass er zu seinem Leben und seiner Form komme." (Nohl 1933, 22). Das Adjektiv leidenschaftlich bezieht sich auf die emotionale Dimension, die sich für Nohl aus der personalen Ganzheitlichkeit der Beziehung ergibt und versteht sich als vorbehaltsloses Engagement.

Nohl geht davon aus, dass der Erzieher das Kind - ohne Gegenleistung zu erwarten - vorbehaltlos liebt und das Kind aus dieser intensiven Zuwendung Vertrauen zu sich selbst, seinen Fähigkeiten und zum Erzieher entwickeln kann. Autorität, worunter Führung und Festigung zu verstehen sind, erlangt der Erzieher durch die Bindung und das Vertrauen des Zöglings an ihn, im Sinne einer „Wertvermittlung zwischen einem, der mehr hat, zum Beispiel Wissen, Erfahrung, Können, aber auch Güte, Geduld, Menschlichkeit, Weisheit und einem, der [...] noch mehr davon brauchen kann" (Beer 1975, 14). Der Zögling nimmt aus diesem Verhältnis heraus den Erwachsenenwillen frei auf. Der Erzieher fördert als Vor- und Leitbild den Zögling mit seinen Entwicklungsmöglichkeiten und zielt so auf dessen Selbstständigkeit und damit die Auflösung des pädagogischen Bezugs.

Nohls Definition vom pädagogischen Bezug hat sehr viel Kritik erfahren und kann aus heutiger Sicht und Erfahrung nicht mehr als leitender Grundsatz für die pädagogische Beziehungsgestaltung heran gezogen werden. Am deutlichsten wird dies in der Kritik von Klafki, der Nohls Erziehungs- und Bildungsraum als einen Schonraum sieht, der sich von der realen Ernstsituation unterscheidet. Der Zögling könne sich nicht daraus lösen und habe keine Möglichkeit, Verantwortung zu lernen, die eine große Bedeutung als Erziehungsziel einnimmt (vgl. Knapp 1999, 114).

Ganz ähnlich argumentiert Giesecke. Im pädagogischen Bezug Nohls sei die Außenwelt für den Zögling durch den Erzieher gefiltert. Außerdem erhalte er nur so viel Distanz, wie dieser erlaube. Auch kritisiert er, dass das Leitbild die Familienerziehung ist und diese nicht auf professionelle Erziehungssituationen übertragen werden könne. Außerdem stelle der pädagogische Bezug eine hohe Anforderung an den Pädagogen, die er kaum erfüllen könne und die von Nohl geforderte Zweierbeziehung sei im Erzieheralltag nicht zu realisieren. Giesecke empfindet die emotional dichte Sozialbeziehung in der Beziehung als überschätzt (vgl. Knapp 1999, 115-116).

Trotz dieser berechtigten Kritik kann jedoch nicht geleugnet werden, dass eine gute zwischenmenschliche Beziehung zwischen Kind und Erzieher eine wichtige Voraussetzung für eine gelingende Lernbeziehung darstellt. Insofern kann man Nohl in dieser Hinsicht Recht geben, jedoch nicht in der Art und Intensität, in der bei ihm Beziehung gedacht wird.

4.1.3 Beziehung im pädagogisch-therapeutischen Kontext

Im pädagogisch-therapeutischen Kontext wird die pädagogische Beziehung vor allem vom Gesichtspunkt der Wirkung auf das Kind gesehen. Dabei kann sie in drei Elemente aufgeteilt werden. Wenn ein Pädagoge sagt, dass er eine Beziehung zu einem Kind hat, so meint er damit, dass er mit dem Kind (a) eine vermehrte Kommunikation hat, dass das Kind (b) häufiger auf seine sozialen Verstärker anspricht und dass es (c) die stärkere Tendenz hat, sein Verhalten am Beispiel des Erwachsenen zu orientieren (vgl. Trieschman u. a. 1984, 78).

Das Basiselement bildet also auch hier, wie bei Buber, die Kommunikation zwischen zwei Personen. Sie findet jedoch nicht nur verbal statt, sondern auch nonverbal, z. B. durch Gesten oder körperlichen Kontakt. Kommunikation stellt die Verbindung zwischen Erwachsenem und Kind her.

Das zweite Element ist die erhöhte Ansprechbarkeit des Kindes auf das Angebot sozialer Verstärker seitens des Erwachsenen. Die Bezugsperson verfügt über bestimmte, verstärkend wirkende Eigenschaften, die andere (Fremde) nicht besitzen. Das Kind versucht im Allgemeinen, den Gefallen des Pädagogen zu erlangen und Missfallen zu vermeiden, auch wenn keine materielle Belohnung oder eine Bestrafung zu erwarten ist.

Das dritte Element besteht aus der stärkeren Tendenz des Kindes, den Erwachsenen, mit dem es in Beziehung steht, nachzuahmen. Dies stellt mehr als den Wunsch dar, den Gefallen des Erwachsenen zu finden, da das Nachahmen auch zu beobachten ist, wenn dieser nicht anwesend ist oder wenn es unbewusst geschieht. Das Kind übernimmt auch Verhaltensweisen, die der Erwachsene ihm nicht bewusst vermitteln will, was sich z. B. bei Eltern zeigt, die aggressives Verhalten ihrer Kinder durch Körperstrafe zu ändern versuchen, und dabei unbewusst selbst ein Modell für aggressives Verhalten liefern (vgl. Ebd.).

Es wird deutlich, dass das Kind in der therapeutischen (und generell jeder pädagogischen) Beziehung scheinbar immer eine verwundbare Position einnimmt. Es kann zum Besseren oder auch Schlechteren beeinflusst werden. Aus diesem Grund ist es wichtig, dass der Pädagoge nicht nur um eine gute Beziehung bemüht ist, sondern auch sensibel ist und reflektiert darauf achtet, wie er die Beziehung gestaltet und auf das Kind zugeht, so dass die Beziehung auch therapeutisch wirksam ist. Dennoch kann nicht vorausgesetzt werden, dass da, wo enge Beziehungen herrschen, deren Wirkung auch genau vorherzusagen ist (vgl. Trieschman 1984, 78-80).

4.2 Ursachen und Erklärungsansätze für Bindung und Bindungsstörungen

Im Rahmen dieser Arbeit kann leider nicht ausführlicher auf die Erklärungen von Bindung und Bindungsstörungen aller sich damit beschäftigenden Fachrichtungen eingegangen werden. Der Vollständigkeit halber werden dennoch im Folgenden die Theorien der einschlägigen Disziplinen kurz skizziert.

4.2.1 Psychodynamische Deutung

In der Psychoanalyse nach Sigmund Freud wird das Phänomen der Bindung anhand der Triebtheorie erklärt. Demnach entsteht die Bindung zwischen Mutter und Säugling durch die Befriedigung dessen oraler und emotionaler Bedürfnisse während des Stillens. Dabei wird jedoch nicht weiter darauf eingegangen, ob die Mutter in feinfühliger Weise auf die oralen Bedürfnisse des Kindes eingehen muss, damit eine Bindung entsteht, oder ob die bloße orale Stimulation und Nahrungszufuhr ausreicht. Damit lässt Freud aus heutiger Sicht das wichtige Element der Interaktion außer Acht. Die Trennungsangst von Kindern bei drohendem oder realem Verlust der Mutter erklärt er damit, dass das Kind Angst bekommt, dass seine „Bedürfnisspannung" in Abwesenheit der Mutter, von der es abhängig ist, stark anwachsen könnte. Auf diese Weise könnte es aufgrund von fehlender Befriedigung in einen beängstigenden, „ohnmächtigen" Zustand geraten. Erfährt das Kind eine solche Situation häufig oder permanent, so kommt es zu einer Nichtbefriedigung seiner Bedürfnisse durch die Mutter, was wiederum zu einer gestörten Beziehung zu ihr führt (vgl. Brisch 2003a, 61f.).

Im Gegensatz zu Freud legt Donald W. Winnicott in seiner Objektbeziehungstheorie, in der Freuds Triebdynamik immer in Bezug auf ein menschliches Gegenüber (Objekt) gesehen wird, die Betonung wieder auf die zwischenmenschliche Beziehung. Nach seiner Theorie ist ein Säugling für die optimale Entwicklung seines Selbstwertgefühles davon abhängig, dass die Mutter ihn affektiv spiegelt. „Für die Herstellung der Bindung wird eine ausreichend gute Bemutterung [...] und eine 'haltende Funktion' der Mutter [...] sowohl im realen als auch im intrapsychischen Sinn für notwendig erachtet" (Brisch 2003 , 64). Außerdem betonte Winnicott, dass Umweltbedingungen für die Entwicklung der Mutter-Kind-Beziehung förderlich oder auch hinderlich sein können. Ebenso prägte er den Begriff des „Übergangsobjektes": Kinder, die sich von der Mutter trennen müssen, klammern sich häufig an Stofftiere oder andere emotional besetzte Gegenstände, die in ihrer Abwesenheit symbolisch die Mutter repräsentieren und dem Kind den Übergang in das Getrenntsein so erleichtern (vgl. ebd.).

René Spitz wurde bekannt durch seine Studien in Heimen über die Auswirkungen einer längeren Trennung des Säuglings von seiner Mutter. Spitz beobachtete negative Folgen für die motorische, emotionale und kognitive Entwicklung dieser Kinder, die er als „Hospitalismus" und „anaklitische Depression" bezeichnete. Er ging davon aus, dass der Säugling nach der Geburt in einer „objektlosen Stufe" lebt, in der er unfähig ist, seinen Körper getrennt von seiner Umgebung zu erleben. Die Mutter und deren „nährende Brust" werden als Teil seines Selbst wahrgenommen. Das Kind bindet sich an die Person, die es füttert und umsorgt. Die Bindung entsteht „durch die Ausbildung der psychischen Konstanz des libidinösen Objekts" (Brisch 2003, 63). Des Weiteren beschrieb Spitz er als erster die Konsequenz einer fehlenden affektiven

Versorgung durch die Mutter, die er als „psychisches Verhungern" bezeichnet (vgl. ebd.).

4.2.2 Lerntheoretisches Modell

In der Verhaltenstherapie existiert keine spezielle Entwicklungspsychologie, die Verhaltensweisen von Bindung oder Bindungsstörungen erklärt. Aus lerntheoretischer Sicht ist es jedoch leicht zu erklären, wie Kinder durch Lernprozesse wie z. B. Verstärkung ihr Verhalten gegenüber ihrer Bezugsperson regulieren. Dieses Wissen wird durch vielfältige kleine Interaktionssequenzen zwischen Kind und seiner Bezugsperson vermittelt. In ihnen signalisiert die Bezugsperson sehr genau, wie viel Nähe oder Distanz sie sich zu ihrem Kind wünscht. Das Kind speichert diese Informationen vermutlich in affektiv-kognitiven Schemata. Auch Trennungs- und Explorationsverhalten werden auf diese Weise erlernt. Die Bindungsperson reagiert in bestimmter Weise auf die Trennungsimpulse des Kindes, z. B. ängstlich oder ermutigend. Das Kind lernt auf diese Weise, wie viel Trennung von der Bindungsperson toleriert wird und wann welche negativen Sanktionen zu erwarten sind. Die Bindungsperson stellt somit das Verhaltensmodell dar, an dem das Kind erlebt, wie viel Bindung, Nähe und Distanz diese in Beziehungen lebt und kann daran eigene Bindungsmuster erlernen (vgl. Brisch 2003, 71). Bindungsstörungen sind im lerntheoretischen Modell also nicht als Störungsbild zu sehen, sondern als ein erlerntes Verhaltensmuster, das sich von anderen unterscheidet.

4.2.3 Systemtheoretische Sicht

Laut Systemtheorie entstehen in der Familie sichtbare sowie unsichtbare Bindungen zwischen den einzelnen Familienmitgliedern, die sowohl deren Interaktion als auch das familiäre Gleichgewicht bedingen und regulieren. Ob und auf welche Weise Ablösungen aus dem familiären Bindungsgefüge möglich sind, ist davon abhängig, wie das Gesamtsystem diese Trennung verkraften kann. Besteht die Gefahr, dass durch die Autonomieentwicklung eines Kindes - unabhängig von dessen Entwicklungsstufe - eventuell bestimmte Psychopathologien einzelner Familienmitglieder sichtbar werden könnten, so ist dies eine Bedrohung, die das gesamte System zu destabilisieren droht. Die Familie wird in einem solchen Fall auf Bindungsloyalitäten bestehen und den Versuch unternehmen, Trennungsimpulse des Kindes zu unterbinden oder zu sanktionieren (vgl. Brisch 2003, 72).

4.2.4 Bindungstheoretische Grundlagen

Die Bindungstheorie wurde in den 50-er Jahren von dem englischen Psychiater und Psychoanalytiker John Bowlby und der Psychologin Mary Ainsworth entwickelt. Bowlby entwickelte die Grundzüge seiner Theorie durch den Bezug auf die Ethologie, Psychoanalyse und Kybernetik und schuf so eine neue Sichtweise auf die Mutter-Kind Bindung und deren Zerrüttung durch Deprivation oder Trennung. Ainsworth untermauerte diese Aussagen durch empirische Befunde und erweiterte sie durch den Einbezug weiterer Begriffe (vgl. Bretherton 1997, 27).

Die Bindungstheorie besagt, dass Säuglinge im Laufe des ersten Lebensjahres eine starke emotionale Bindung zu ihrer Hauptbezugsperson entwickeln, die bei Gefahr oder Schmerz aufgesucht wird. Dies geschieht auf der Grundlage eines biologisch angelegten Verhaltenssystems. Deutlich wird das Bindungsverhalten in der Suche des Säuglings nach seiner Bindungsperson bei einer Trennung sowie bei innerer oder äußerer Bedrohung. Das Verhalten wird aktiviert und das Kleinkind weint, läuft der Person nach oder klammert sich fest. Wenn die Hauptbezugsperson nicht erreichbar ist, kann auch ersatzweise eine sekundäre Bezugsperson aufgesucht werden.

Für das Kleinkind stellt die Bezugsperson einen Schutz von lebenserhaltender Bedeutung dar, bietet ihm in Gefahrensituationen einen „sicheren Hafen", wohin es sich retten und Schutz und Hilfe erwarten kann. „Werden diese Bedürfnisse befriedigt, so wird das Bindungssystem beruhigt und es kann als Ergänzung zum Bindungssystem das System der 'Exploration' aktiviert werden" (Brisch 2003, 51). Dies bedeutet, dass der Säugling - von seiner Bindungsperson als sicheren Hafen ausgehend - beginnt, seine Umwelt zu erforschen. Droht ihm dabei Gefahr, kann er jederzeit auf seine Bezugsperson als die „sichere Basis" zurückgreifen. Ohne diese sichere Bindung ist kein offenes, ungehemmtes Explorationsverhalten möglich. Wenn also diese Bedürfnisse des Kindes nicht oder unzuverlässig und unvorhersehbar befriedigt werden, so kann dies zu Enttäuschung, Wut und ambivalenten Gefühlen gegenüber der Bindungsperson führen (vgl. Brisch 2003, 51f.).

Bowlby (vgl. 1975, 208) sagt nun, dass das Bindungssystem, das sich im ersten Lebensjahr entwickelt, während des gesamten Lebens aktiv bleibt. Das Kind entwickelt anhand des Bindungsverhaltens und der Reaktionen der Bindungsperson darauf ein bestimmtes Bild von Bindung, das so genannte „innere Arbeitsmodell". Dies ist kein passiver Vorgang, sondern eine aktive Konstruktion des Kindes, die im Prinzip jederzeit neu strukturiert werden könnte - was jedoch aufgrund ihres unbewussten Charakters schwierig ist.

Die wichtigste Funktion der Arbeitsmodelle ist es, Beziehung zu gestalten. Hierzu werden die Ereignisse in der realen Beziehung simuliert und vorweg genommen, was das Kind – und später den Erwachsenen - in die Lage versetzt, sein Verhalten mit Einsicht und voraus schauend zu planen (vgl. Fremmer-Bombik 1997, 109f.). Empirisch erforscht wurden diese Erkenntnisse von Ainsworth im so genannten „Fremde-Situation"-Design. Dabei wurde das Bindungsverhalten von Kindern im Alter von 12 Monaten und sechs Jahren in einer fremden Umgebung, in der Gegenwart einer fremden Person und bei einer Trennung von der Hauptbindungsperson beobachtet. Die Bindungsperson verließ dabei den Raum, in dem das Kind alleine für eine bestimmte Zeit mit der unbekannten Person zurück blieb. Da unter diesem Stresseinfluss das Bindungsverhalten des Kindes prompt aktiviert wurde, konnte anhand der unterschiedlichen Reaktionen der Kinder festgemacht werden, welche unterschiedlichen Arbeitsmodelle für Bindungsverhalten existieren.

Bowlby und Ainsworth unterschieden zwischen drei inneren Arbeitsmodellen:

Ein *sicheres* Modell entwickelt sich, wenn die Hauptbezugsperson die Bedürfnisse des Kindes auf eine feinfühlige Art und Weise beantwortet, also die Signale des Kindes wahrnimmt, versteht und entsprechend darauf eingeht. Das Kind bringt Vertrauen in die Verfügbarkeit der Bindungsfigur mit. Es kann seine Bindungsperson als sicheren Hafen benutzen und von ihr ausgehend die fremde Umgebung erkunden. Auch wenn sie den Raum verlässt, empfindet das Kind sie noch als zuverlässig verfügbar, sorgt sich nur dann allmählich, wenn sie längere Zeit nicht zurückkehrt. Andererseits bestärkt die Rückkehr der Bindungsperson das Kind in seinem Glauben an deren Zuverlässigkeit. Es kann sofort Trost bei der Bindungsperson suchen, lässt sich schnell beruhigen und kann sein Erkundungsverhalten fortsetzen. Das Bindungsverhalten selbst wird hierbei durch die negativen Gefühle des Kindes ausgelöst, das in ihm eine positive Lösung der Situation erblickt, nämlich Trost und damit die Beendigung des Leidens. „Allgemein gesagt, negative Gefühle werden mit Hilfe dieses Arbeitsmodells in eine insgesamt positive gefühlsmäßige Erwartung über einen guten Ausgang integriert" (Fremmer-Bombik 1997, 114).

Wenn die Signale und Bedürfnisse eines Kindes manchmal zuverlässig und feinfühlig, ein anders Mal eher mit Ablehnung oder Zurückweisung beantwortet werden, so ist die Wahrscheinlichkeit hoch, dass es eine *unsicher-ambivalente* Bindungsqualität zu seiner Hauptbezugsperson entwickelt (vgl. Brisch 2003, 55). Es erlebt die Bindungsfigur als nicht berechenbar. Schon aufgrund der fremden Umgebung und der unbekannten Person wird das Bindungsverhalten des Kindes aktiviert. Aufgrund des unsicheren Arbeitsmodells über seine Erwartungen gegenüber der Bindungsperson sucht das Kind bereits vor der Trennung seine Nähe. Da das Bindungssystem jedoch auf chronische Weise aktiviert wird, schränkt es das Explorationsverhalten des Kindes stark ein. Wenn die Bindungsfigur nun den Raum verlässt, so bestätigt dies die Erwartungen des Kindes, dass sie wieder nicht verfügbar ist. Die Trennung wirkt dadurch stark belastend und bei der Rückkehr verhält sich das Kind widersprüchlich. Zwar sucht es die Nähe zur Bindungsperson, ist aber zugleich verärgert und wütend, was sich in ambivalentem Verhalten zeigt. Häufig war zu beobachten, dass Kinder sich mit den Händen an die Bindungsfigur klammerten und gleichzeitig mit den Füssen nach ihr traten. „Da keine positive Erwartungshaltung beim Kind aufgebaut wurde, kann es seine negativen Gefühle nicht auf ein positives Ziel hin integrieren" (Fremmer-Bombik 1997, 115). Kinder mit *unsicher-ambivalenter* Bindungsqualität zu einer Hauptbezugsperson – also mit der Erfahrung, dass deren Reaktionen schlecht berechenbar sind – erscheinen lange unreif. Mit sechs Jahren wirken sie oft noch kleinkindhaft und sehr anhänglich.

Reagiert die Bindungsperson vermehrt mit Zurückweisung auf die Bindungsbedürfnisse des Kindes, so entwickelt sich daraus ein *unsicher vermeidendes* Arbeitsmodell. Die Kinder wirken in der „Fremde-Situation" nicht beunruhigt. Nach einer Trennung suchen sie zu der wiederkehrenden Bindungsperson keine Nähe. Sie haben die Erfahrung gemacht, dass sie von ihr sowieso zurück gewiesen werden, was eine sehr kummervolle Erfahrung bedeutet. „Um aber die Wahrscheinlichkeit für die doch sehr schmerzhafte Zurückweisung zu verringern, haben sie die Strategie der Vermeidung entwickelt" (Fremmer-Bombik 1997, 115). D. h. sie zeigen nach Möglichkeit gar keine Verunsicherung mehr und suchen auch keinen Trost, weil sie keine Auflösung der Verunsicherung erwarten. Bei sechsjährigen Kindern zeigt sich das unsicher vermeidende Arbeitsmodell in angespannter Vorsicht. Sie sprechen höflich aber distanziert zu ihrer Bindungsperson und die Antworten sind kurz und auf das Nötigste beschränkt (vgl. ebd., 115f.).

Diesen drei Bindungsmustern wurde später noch ein weiteres hinzugefügt, das *unsicher-desorganisierte Modell*. Dabei wird angenommen, dass die Bindungsfigur aufgrund eigener bindungsrelevanter Probleme - wie z. B. unverarbeiteter Trauer oder anderer traumatischer Ereignisse - ihr Bindungsverhalten aktiv hält und dem Kind nur eingeschränkt als feinfühlige Bindungsperson zur Verfügung steht. Ihr Verhalten ist mehr als ambivalent, sie tritt dem Kind immer wieder auf so unterschiedliche Weise entgegen, dass kein eindeutiges Bindungsmuster zu erkennen ist. Kinder in einer solchen Situation sind lange Zeit nicht in der Lage, ein klares Arbeitsmodell zu entwickeln und zeigen daher häufig Sequenzen stereotyper Verhaltensweisen oder halten im Ablauf ihrer Bewegungen inne und erstarren für einige Sekunden, da ihnen kein Handlungsmuster zur Verfügung steht. Mit der Zeit jedoch entsteht eine kontrollierende Strategie gegenüber der Bindungsfigur, mit der das Kind sich Sicherheit verschafft (vgl. Fremmer-Bombik 1997, 116f.).

Bindungsmuster können durch die Eltern über Generationen hinweg weiter gegeben werden - je nach dem, wie sie aufgrund ihres eigenen Arbeitsmodells ihrem Kind begegnen. Eine Person kann auch mehrere Arbeitsmodelle von Bindung gleichzeitig haben, insbesondere wenn sie verschiedene einander widersprechende Bindungserfahrungen gemacht hat, etwa durch den Vater ablehnende und durch die Mutter ambivalente Erfahrungen (vgl. Brisch 2003a, 105).

Obwohl die unsicher-ambivalente und unsicher vermeidende Bindungsstrategie auf eine scheinbar qualitativ schlechtere Bindung zwischen Kind und Hauptbezugsperson hinweisen, dürfen sie nicht als Bindungsstörungen klassifiziert werden. Vielmehr handelt es sich dabei um „spezifische Adaptionsmuster im Rahmen durchschnittlich normaler Mutter-Kind-Beziehungen" (ebd., 77). Beim unsicher-desorganisierten Arbeitsmodell bestehen noch Unsicherheiten darüber, ob es ebenfalls eine durchschnittliche Bindung bezeichnet, oder ob es bereits die Vorstufe zu einem pathologischen Bindungsverhalten darstellt. In diesem Zusammenhang haben Kliniker wie Fraiberg (2003), Lieberman und Pawl (1995), Zeanah (1993) und Crittenden (1988) denn auch neben den beschriebenen vier noch weitere Bindungsmuster identifiziert, die sie als Bindungsstörungen charakterisieren.

Dies trifft vor allem auf Lieberman und Pawl zu, die die beobachteten Phänomene schließlich zu einer Typologie von Bindungsstörungen für das Kindesalter zusammen führten (siehe Kapitel 3.3). Die Grundlage ihrer Überlegungen war, „dass sich die Bindungsentwicklung, obwohl e-thologisch und motivational präformiert, durch äußere soziale Einflüsse sowie durch schwerwiegende elterliche Psychopathologie enorm verändern und verzerren kann, so dass sie für einen Außenstehenden als solche überhaupt kaum mehr als Bindungsproblematik erkennbar wird" (Belsky & Russell 1988, zit. in Brisch 2003a, 79). Insbesondere, wenn Kinder in den ersten Lebensjahren über einen längeren Zeitraum hinweg traumatisierende Erfahrungen machen, so entwickelt sich mit hoher Wahrscheinlichkeit eine Bindungsstörung. Eine solch schwerwiegende Traumatisierung wird in der Regel durch die bedeutungsvollen Bindungspersonen des Kindes ausgelöst. Dazu gehören Formen der emotionalen Verwahrlosung und Deprivation, der Verluste von Bindungspersonen sowie das Erleben körperlicher und sexueller Gewalt durch eine

Bindungsperson. Das Trauma kann sich unterschiedlich auswirken, weshalb sich auch die Störungen in ihrer Symptomatik sehr unterscheiden (vgl. Brisch 2003, 108-111). Zugrunde liegt ihnen aber immer eine „schwerwiegende Fragmentierung bis Zerstörung des inneren Arbeitsmodells von Bindung" (ebd., 108f.).

Wenn nun Eltern selbst traumatische Erfahrungen gemacht haben und diese nicht verarbeitet wurden, so geben sie in der Interaktion mit ihrem Kind vermutlich ihr eigenes erschüttertes Arbeitsmodell weiter. Sie können sich dem Kind gegenüber aggressiv-feindlich oder ängstlich-unsicher und hilflos verhalten, machen also entweder dem Kind Angst oder sind selbst geängstigt. Das Kind erlebt sie nicht als konstant und entwickelt ein desorganisiertes Bindungsmuster bis hin zur Bindungsstörung. Dies ist auch bei Kindern zu beobachten, deren Bindungsperson an einer psychischen oder körperlichen Erkrankung leidet (vgl. Brisch 2003, 107f.).

Bindungsstörungen sind also innerhalb der Bindungstheorie im Wesentlichen auf zwei Ursachen zurückzuführen: Zum einen auf eine elterliche Psychopathologie, zum anderen auf belastende Sozialfaktoren, insbesondere schwerwiegende Traumatisierung.

4.3   Formen von Bindungsstörungen

„Grundlegend bei allen Bindungsstörungen ist, dass frühe Bedürfnisse nach Nähe und Schutz in Bedrohungssituationen und bei ängstlicher Aktivierung der Bindungsbedürfnisse in einem extremen Ausmaß nicht adäquat, unzureichend oder widersprüchlich beantwortet wurden" (Brisch 2001, zit. in Ettrich 2004, 85). Eine sehr ähnliche Klassifikation von Bindungsstörungen sowie deren Differenzierung in zwei Formen findet sich in den gängigen diagnostischen Manualen für psychiatrische und psychische Störungen, dem ICD-10 und dem DSM-IV. Nach dem DSM-10 werden Bindungsstörungen der heterogenen Gruppe gestörter sozialer Funktionen zugeordnet. Sie beginnen in den ersten fünf Lebensjahren und sind weder durch offensichtliche organische Beeinträchtigungen, noch durch Defizite im Bereich aller sozialen Funktionen - wie z. B. bei antisozialem Verhalten - gekennzeichnet (vgl. Trott, Badura, Warnke, Dt. Ges. f. Kinder- und Jugendpsychiatrie und Psychotherapie, o. O. 2003). Das ICD-10 unterscheidet zwei Formen von Bindungsstörungen:

- *Reaktive Bindungsstörung des Kindesalters (F94.1)*
Die Leitsymptome dieser Form äußern sich zum einen in situationsabhängigen widersprüchlichen oder ambivalenten sozialen Reaktionen und Funktionen. Die Kinder zeigen bereits vor dem fünften Lebensjahr ein abnormes Beziehungsmuster zu ihren Bezugspersonen - mit einer Mischung aus Annäherung/Vermeidung und Widerstand/Zuspruch. Außerdem ist eine eingeschränkte Interaktion mit Gleichaltrigen zu beobachten sowie Beeinträchtigungen des sozialen Spielens. Auch richten die Kinder Aggressionen gegen andere sowie gegen sich selbst. Im emotionalen Bereich wirken die Kinder auffallend furchtsam, übervorsichtig und unglücklich. Ihnen mangelt es an emotionaler Ansprechbarkeit sowie an emotionalen Reaktionen, sowohl in Bezug auf Personen als auch auf Ereignisse. Es konnte auch beobachtet werden, dass manche Kinder bis zu einem gewissen Alter emotionale Reaktionen zeigten, diese Fähigkeit aber im Laufe ihrer Entwicklung verloren ging (vgl. Dt. Ges.f. Kinder- und Jugendpsychiatrie und Psychotherapie 2003). Weiterhin können die Kinder apathisch wirken, sich zurückziehen oder sie zeigen die sog. „frozen watchfullness". Darunter ist eine „eisige" oder erstarrte Wachsamkeit zu verstehen. Die Kinder sind überangepasst und bemüht, keine Fehler im Umgang mit ihrer Bezugsperson zu begehen. Ihr Gesichtsausdruck wirkt dabei unsicher, angespannt und traurig (vgl. Doutaz; Spalinger 2003, 472). Die Störungen der emotionalen und sozialen Reaktionen sind nicht nur auf die Hauptbezugsperson beschränkt, sondern in verschiedenen sozialen Situationen zu beobachten. Dennoch zeigt sie bei der Interaktion mit anderen Bezugspersonen deutlichere soziale Gegenseitigkeit.

- *Bindungsstörung des Kindesalters mit Enthemmung (F94.2)*
Bei dieser Art der Bindungsstörung stehen nicht die emotionalen Auffälligkeiten im Vordergrund, sondern die Art der sozialen Funktionen. Dennoch kommen auch emotionale Störungen in ihrem Zusammenhang vor.
Betroffene Kinder zeigen - wie bei der oben beschriebenen Bindungsstörung - ein auffälliges Bindungsverhalten gegenüber ihrer Bezugsperson, schwankend zwischen Annäherung und Vermeidung sowie Zuspruch und Widerstand. Außerdem sind ihre Bindungen vor dem fünften Lebensjahr diffus. So suchen sie beim Unglücklichsein keinen Trost oder suchen ihn bei unselektierten Personen. Auf Beziehungsangebote von Seiten ihrer Bezugspersonen reagieren sie inadäquat und zeigen ein nicht-selektives Bindungsverhalten mit wahlloser Freundlichkeit, Aufmerksamkeit suchen-

des Verhalten und Distanzlosigkeit. Fremden gegenüber treten sie mit stets gleichförmigen Interaktionsmustern auf, und situationsübergreifend zeigen sie Anklammerungsverhalten. Auch hier sind eine eingeschränkte Interaktion mit Gleichaltrigen sowie eine Beeinträchtigung des sozialen Spielens zu beobachten. Ebenfalls weisen diese Kinder aggressives Verhalten gegen sich und andere auf. Die reaktive Bindungsstörung tritt besonders bei jüngeren Kindern auf, die Bindungsstörung mit Enthemmung hingegen entwickelt sich in der Regel aus der erstgenannten Störung im fünften Lebensjahr (vgl. Dt. Ges. f. Kinder- und Jugendpsychiatrie und Psychotherapie 2003).

Das DSM-VI teilt die Bindungsstörungen (313.89) ebenfalls in zwei Subtypen auf:

- Bei dem **gehemmten Typus** „besteht die vorherrschende Störung der sozialen Bindung in einer andauernden Unfähigkeit, soziale Kontakte auf eine, der Entwicklungsstufe angemessene Weise zu knüpfen oder auf sie zu reagieren" (American Psychiatric Association 2003, 163). Diese Form entspricht in den weiteren Merkmalen der oben beschriebenen reaktiven Bindungsstörung im Kindesalter.

- Eine Bindungsstörung wird als **ungehemmter Typus** klassifiziert, wenn die vorherrschende Störung der sozialen Bindung darin besteht, dass die Auswahl der Bezugsperson unkritisch und undifferenziert getroffen wird (vgl. ebd.). Dieser Typus ist mit der Bindungsstörung des Kindesalters mit Enthemmung gleichzusetzen.

In beiden Manualen wird beschrieben, dass die Bindungsstörungen differenzialdiagnostisch von einer geistigen Behinderung, tief greifenden Entwicklungsstörungen sowie der autistischen Störung abzugrenzen sind. Bei Entwicklungsstörungen oder einer geistigen Behinderung entwickeln sich adäquate Bindungen zu Bezugspersonen gewöhnlich in der Übereinstimmung mit der allgemeinen Entwicklungsstufe des Kindes. Bei Autismus sind zusätzliche Störungsmuster wie z. B. stereotype Verhaltensweisen zu beobachten, die Kinder mit Bindungsstörungen jedoch nicht zeigen.

Auffallend ist, dass in keinem Klassifikationssystem eine ausreichende diagnostische Zuordnung für die Vielfalt und den Schweregrad von Bindungsstörungen zu finden ist, obwohl dies in der heilpädagogischtherapeutischen sowie kinderpsychiatrischen Praxis deutlich zu beobachten ist. Auch gibt es in den Diagnosesystemen „kein übergeordnetes Erklärungsmodell für die am beobachtbaren Verhalten und an den sozialen Belastungsfaktoren orientierte Bindungsdiagnostik" (Brisch 2003a,

82). Brisch (ebd.) führt den Mangel darauf zurück, dass die von Lieberman und Pawl auf dem Hintergrund der Bindungstheorie beschriebenen
Typologien von Bindungsstörungen bis heute keinen umfassenden Ein-
gang in die Klassifikationssysteme gefunden haben, obwohl sie für die
klinische Anwendung geeignet seien. Im Folgenden sollen diese Typologien dargestellt werden.

4.3.1 Kein Anzeichen für Bindungsverhalten (Typ 1)

Kinder ohne Bindungsverhalten fallen dadurch auf, dass sie keiner Person gegenüber Bindungsverhalten zeigen, auch nicht in offensichtlich
bedrohlichen Situationen, die normalerweise Bindungsverhalten in der
Form auslösen würden, dass Kinder die Nähe zu ihrer primären Bezugsperson suchen. In Trennungssituationen reagieren Kinder ohne
Bindungsverhalten nicht mit Protest oder protestieren bei der Trennung
von jeder beliebigen Beziehungsperson. Auch bei prosozialem Verhalten
bevorzugen sie im Allgemeinen keine Bezugsperson, sondern reagieren
ganz undifferenziert auf die verschiedenen Personen in ihrer Umgebung
(vgl. Brisch 2003, 83).

Es ist aus entwicklungspsychologischer Sicht von Bedeutung, erst nach
dem 8. Lebensmonat von dieser Art der Bindungslosigkeit als klassifi-
zierte Störung zu sprechen, da sich im Normalfall erst nach der Entwicklung der Fremdenangst („Fremdeln") mit etwa acht Monaten die ausgeprägte Differenzierung zwischen Bezugsperson und Fremden ausbildet
(vgl. Ettrich 2004, 86).

Die Verhaltensweisen, die Kinder mit dieser Bindungsstörung zeigen,
erinnern an das oben beschriebene unsicher-vermeidende Bindungsmuster. Der Unterschied jedoch besteht zum einen darin, dass die Störung
ein extrem ausgeprägtes, vermeidendes Bindungsverhalten aufweist und
auffälliges Verhalten wie der undifferenzierte Trennungsprotest hinzu-
kommen kann. Zum anderen haben Kinder mit einem unsicher-
vermeidenden Bindungsmuster durchaus eine Bindung an eine primäre
Bezugsperson, auch wenn sie nach einer Trennung von ihr kaum zum
Ausdruck bringen, dass sie sie vermissen. Die Kinder ohne Bindungsverhalten konnten im Gegensatz dazu nie eine stabile, verlässliche Beziehung aufbauen, nicht einmal eine unsichere. Für sie existiert keine
Bindungsperson, die eine besondere Bedeutung hat wie Sicherheit,
Schutz oder ein Ort, den man aufsuchen kann, wenn man Angst hat und
wo man getröstet wird. Teilweise kann man diese Störung bei Heimkindern beobachten oder auch bei Kindern, die bereits im Säuglingsalter
vielfältige Beziehungswechsel und/oder -brüche erlebt haben (vgl.
Brisch 2003, 84).

4.3.2 Undifferenziertes Bindungsverhalten (Typ 2)

Kinder mit diesem Bindungsverhalten zeigen sich allen Kontaktpersonen gegenüber freundlich, egal ob sie ihnen bekannt sind oder ob es sich um völlig fremde Personen handelt. Dieses Verhalten wird auch als „soziale Promiskuität" bezeichnet (vgl. Brisch in Finger-Trescher; Krebs (Hg.) 2003, 59). Bei Kleinkindern mit einer ungestörten Bindung kann man beobachten, dass sie den Kontakt mit ihnen unbekannten Personen mit einer vorsichtigen, zurückhaltenden Reserviertheit eingehen. Dieses Verhalten fehlt bei Kindern mit undifferenzierter Bindung völlig.

Auffallend ist bei ihnen, dass sie sich in belastenden oder stressvollen Situationen ohne Unterschied an jede beliebige - auch fremde - Person wenden, die sich gerade in der Nähe befindet. Jedoch lassen sich die Kinder von ihrer gewählten Bezugsperson nur schwer trösten und es gelingt selten, dass sie so zur Ruhe kommen, dass sie sich wieder auf andere Dinge - wie z. B. auf ihr Spiel - einlassen können (vgl. Ettrich 2004, 86).

Eine andere Form dieser Bindungsstörung wird auch als „Unfall-Risiko-Typ" beschrieben. Diese Kinder sind auffallend häufig in Unfälle mit Selbstgefährdung und Selbstverletzung verwickelt, wobei sie die Unfälle durch ihr ausgeprägtes Risikoverhalten selbst provozieren. Im Gegensatz zu sicher gebundenen Kindern vergessen oder unterlassen sie es, sich in gefährlichen Situationen bei ihrer Bezugsperson rückzuversichern. Dieses Rückversichern, auch „social referencing"-Verhalten genannt, zeigt sich schon im ersten Lebensjahr in der Interaktion zwischen Säugling und Mutter. Wenn der Säugling in seinem Erkundungsverhalten an eine für ihn unbekannte oder Furcht einflößende Schwelle gerät, blickt er normalerweise zu seiner Bezugsperson und versichert sich durch den Blickkontakt, ob er die Schwelle übertreten darf oder ob sie für ihn mit Gefahr verbunden ist. Die Mutter vermittelt dies über eine nonverbale Botschaft, etwa durch Mimik oder Blickverhalten. Daran kann der Säugling Zustimmung oder Ablehnung für seine weitere Erkundung ablesen. Dieses Verhalten fehlt den Kindern mit dieser Art von Bindungsstörung (vgl. Brisch 2003, 85).

Zusätzlich zeigen die Kinder eine gewisse Getriebenheit in ihrem Verhalten. „Trotz schmerzlicher Unfallerfahrungen setzten sie scheinbar ohne Lernprozess ihr Risikoverhalten fort" (ebd.). Sie werden häufig in pädiatrischen und chirurgischen Ambulanzen mit immer neuen Verletzungen vorgestellt. Oftmals müssen sie auch notfallmäßig behandelt werden (vgl. Ettrich 2004, 86).

Diese beiden Varianten einer Bindungstörung zeigen sich ebenfalls bei Heimkindern und Pflegekindern, die einen häufigen Wechsel von Bezugspersonen erleben, aber auch bei vernachlässigten Kindern. Gerade bei ihnen ist eine mögliche Ursache der Störung, dass sie auf diese Weise das Fürsorgeverhalten ihrer Eltern mobilisieren wollen, die nur angesichts einer massiven Unfallbedrohung oder einer realen Verletzung des Kindes adäquates Bindungsverhalten zeigen (vgl. Brisch in Finger-Trescher, Krebs (Hg.) 2003, 59).

4.3.3 Übersteigertes Bindungsverhalten (Typ 3)

Bindungsstörungen vom Typ 3 drücken sich durch übermäßiges Klammern aus. Die Kinder sind nur in absoluter Nähe zu ihrer Bezugsperson emotional ruhig und ausgeglichen. In neuen, unbekannten Situationen, in unvertrauter Umgebung oder gegenüber fremden Personen reagieren sie überängstlich und suchen die Nähe zu ihrer Bezugsperson. Selbst im Schulalter wollen sie dann noch auf den Arm genommen werden. Auf diese Weise sind sie jedoch in ihrem freien Spiel und der Erkundung ihrer Umgebung oder von interessanten Spielsachen erheblich eingeschränkt oder geben es gänzlich auf. Sogar auf dem Arm der Bezugsperson wirken diese Kinder noch misstrauisch, ängstlich und angespannt.

In Trennungssituationen reagieren die Kinder übermäßig emotional gestresst. Sie geraten in Panik, weinen, toben und sind untröstlich. Sie setzten sich mit heftigem Widerstand zur Wehr, klammern sich an die Bezugsperson und protestieren so lautstark, dass eine Trennung in der Regel nicht gelingt (vgl. Brisch 2003, 86). Meist können die Kinder aus diesem Grund keinen Kindergarten besuchen und außerhalb des familiären Rahmens nicht mit anderen Kindern spielen. Daher haben sie selten Freunde und wachsen von Gleichaltrigen sozial isoliert auf. Aus der Erfahrung heraus kann die Bezugsperson die heftige emotionale Reaktion des Kindes voraussehen und vermeidet Trennungen. Selbst für kurze Zeit verlässt sie das Kind nicht.

Häufig findet man diese Art der Bindungsstörung bei Kindern, deren Mütter an einer Angststörung oder extremen Verlustängsten leiden. Die Kinder bilden für sie eine sichere emotionale Basis, über die sie sich psychisch stabilisieren und zur eigenen Ruhe finden können. Ihrerseits geraten die Mütter in Panik, wenn sich die Kinder von ihnen lösen und sich emotional selbstständig verhalten, auch wenn dies nur vorübergehend geschieht (vgl. Ettrich 2004, 87). Diese Störung ähnelt dem oben beschriebenen unsicher-ambivalenten Bindungsmuster. Die Kinder mit übersteigertem Bindungsverhalten zeigen jedoch ein extrem übersteigertes Verhalten, das in dieser starken Ausprägung bei ambivalent gebundenen Kindern nicht zu beobachten ist.

4.3.4 Gehemmtes Bindungsverhalten (Typ 4)

Im Gegensatz zu dem massiven Protest, den Kinder mit übersteigertem Bindungsverhalten bei der Trennung von ihrer Bezugsperson zeigen, setzen Kinder mit gehemmtem Bindungsverhalten einer Trennung nur geringen oder gar keinen Widerstand entgegen. In Abwesenheit ihrer Bezugsperson wirken sie nicht ängstlich. Auffallend jedoch ist, dass sie gerade in dieser Situation gelöster wirken, ihre Gefühle freier und offener gegenüber fremden Personen äußern können. Auch fällt es ihnen leichter, in der Gegenwart eines Fremden ihre Umwelt zu erkunden [vgl. Brisch in Finger-Trescher; Krebs (Hg.) 2003, 60]. Im Beisein der Bindungsperson zeigen sich die Kinder überangepasst. Stellt diese Anforderungen an das Kind oder spricht Befehle aus, so erfüllt es diese meist umgehend und ohne Protest. Der positive emotionale Austausch mit der Bindungsperson wirkt eher eingeschränkt.

Das gehemmte Bindungsmuster stellt die in pathologisch übersteigerte Form des vermeidenden Bindungsverhaltens dar. Diese Form der Bindungsstörung findet sich häufig bei Kindern, die körperlichen Misshandlungen ausgesetzt waren oder in Familien leben, deren Erziehungsstil durch körperliche Gewaltanwendung und/oder -androhung geprägt ist. Sie haben sich aufgrund ihrer Erfahrungen darauf eingestellt, Bindungswünsche gegenüber ihrer Bindungsperson vorsichtig und zurückhaltend zu äußern. Einerseits erwarten sie bei diesen Geborgenheit und Schutz, andererseits aber auch, dass die sie ihnen durch Androhung von Gewalt Angst macht (vgl. Brisch 2003, 87). Durch ihr extrem angepasstes und vorsichtiges Verhalten versuchen die Kinder zu vermeiden, den Zorn der Bindungsperson auf sich zu lenken.

4.3.5 Aggressives Bindungsverhalten (Typ 5)

Bei diesem Stil der Bindungsstörung verhalten sich die Kinder in ihrer Bindungsbeziehung vorzugsweise aggressiv - sowohl körperlich, als auch verbal. Sie haben eine mehr oder weniger bevorzugte Bindungsperson, nehmen aber sowohl zu ihr, als auch zu fremden Personen über aggressive Interaktionsformen Kontakt auf. Auf diese Weise bringen sie ihren Wunsch nach Nähe und Bindung zum Ausdruck [vgl. Brisch in Finger-Trescher, Krebs (Hg.), 2003, 60].

Obwohl die Kinder über Aggressionsformen erste Kontakte aufnehmen, können sie sich sehr schnell beruhigen, sobald sich eine Bindung zu entwickeln beginnt. Allerdings geschieht dies eher selten, da das aggressive Verhalten meist missverstanden und der dahinter liegende Bindungswunsch nicht erkannt wird. Dies führt in der Regel zu Zurückweisung und Ablehnung. Bowlby erklärt, dass sich bei Kindern Aggressionen entwickeln können, wenn ihre primären Bindungswünsche, die normalerweise durch die Suche nach Nähe ausgedrückt werden, auf Zurückweisung stoßen. Die Angst nun, dass keine Bindung zustande kommt, oder eine sich entwickelnde Bindung wieder verloren geht, „führt über eine Frustration von nicht beantworteten Bindungswünschen zu einer massiven Aktivierung des Bindungsverhaltens bis hin zum Kampf um die Bindung" (Brisch 2003, 88). Also gestaltet das Kind seinen primären Ausdruck von Bindungswünschen aggressiv und kämpferisch, da es aus früheren Erfahrungen mit der Bindungsperson Zurückweisung erwartet, womit es aber in einen schwer zu durchbrechenden Teufelskreis gerät.

Das Klima in der Familie solcher Kinder ist in auffallender Weise durch aggressive Verhaltensweisen der Familienmitglieder geprägt. Dies äußert sich nicht unbedingt in physischer Gewalt, sondern auch durch nonverbale und verbale Aggressionsformen. Diese Spannungen werden von den Familienmitgliedern entweder nicht wahrgenommen oder nach außen verleugnet. Die Kinder fallen in Schule oder Kindergarten als „Störenfriede" auf, und häufig wird bei ihnen eine „aggressive Verhaltensstörung" diagnostiziert. Doch sie müssen von Kindern mit primär dissozialen Verhaltensstörungen unterschieden werden. Bei diesen ist die dissoziale Symptomatik deutlich vielfältiger und nicht nur auf aggressives Interaktionsverhalten beschränkt (vgl. ebd.).

4.3.6 Bindungsverhalten mit Rollenumkehr (Typ 6)

Charakteristisch für diese Bindungsform ist eine Rollenumkehr zwischen der Bezugsperson und dem Kind, auch „Parentifizierung" genannt (vgl. Brisch 2003, 88). Das Kind verhält sich gegenüber seiner Bezugsperson überfürsorglich und übernimmt für sie Verantwortung. Dabei ist es ihr gegenüber freundlich zugewandt, zeigt sich aber auch kontrollierend. Aufgrund dieser Aufgabe ist das Kind sowohl in vertrauter, wie auch unvertrauter Umgebung stark bemüht, in der Nähe der Bezugsperson zu bleiben. Es schränkt seine eigenen Erkundungen und Kontakte bereitwillig ein bzw. verzichtet jederzeit darauf, wenn die Bindungsperson signalisiert, dass sie Hilfe und Unterstützung benötigt. Auffällig ist, dass das Kind besonders feinfühlig um die Bezugsperson und deren Wohlergehen besorgt ist und wie sensibel es auf ihre Bedürfnisse eingeht - ein Verhalten, das im Regelfall von der Bindungsperson ausgehen sollte. Besonders hieran zeigt sich deutlich, dass eine komplette Umkehrung der Eltern-Kind-Beziehung stattgefunden hat (vgl. ebd.).

Diese Form der Bindungsstörung findet sich insbesondere bei Kindern, deren Eltern körperlich erkrankt sind, z. B. an Depressionen, Ängsten oder auch Suizidabsichten leiden. Die Kinder müssen dann für ihre Eltern eine sichere Basis bieten. Aus diesem Grund ist ihr Ablösungsprozess gehemmt und verzögert, und es besteht für sie eine große emotionale Verunsicherung. In Gefahrensituationen und psychischer Not wenden sie sich nicht an die Bindungsperson, da sie von dort keine Hilfe erwarten. Aus Erfahrung wissen sie, dass diese viel zu sehr mit ihren eigenen Bedürfnissen beschäftigt ist, als dass sie sich zusätzlich um die Belange des Kindes kümmern können. Im Gegenteil, vielmehr gibt die Bindungsperson den Kindern Grund zur Sorge [vgl. Brisch in Finger-Trescher: Krebs (Hg.) 2003, 60].

Phasenweise kann das Bindungsverhalten mit Rollenumkehr an das Verhalten sicher gebundener Kinder erinnern. In beiden Fällen findet man eine „zielkorrigierende Partnerschaft", in der die Kinder mit Feinfühligkeit auf die Bedürfnisse ihrer Bindungsperson eingehen. Jedoch ist bei sicher gebundenen Kindern die Interaktion zwischen Bezugsperson und Kind intensiver und beruht deutlich stärker auf Wechselseitigkeit, insbesondere im Verhalten der Bindungsperson (vgl. Ettrich 2004, 87). Zudem fördert eine sichere Bindung das Erkundungsverhalten des Kindes und bestärkt seine sich entwickelnde Selbstständigkeit, was im Falle der Rollenumkehr nicht gegeben ist.

4.3.7 Psychosomatische Symptomatik im Bindungsverhalten (Typ 7)

Störungen in der Bindung können auch zur Entwicklung von psychosomatischen Symptomen führen. Wenn ein Kind z. B. eine Bindungsperson erlebt, die eine ausgeprägt emotional vermeidende und distanzierte Haltung einnimmt, so kann sich trotz ausreichender körperlicher Pflege eine Verlangsamung oder ein Stillstand im Körperwachstum entwickeln. Ebenso kann eine emotionale und körperliche Verwahrlosung zu einer Wachstumsretardierung führen. Die klassischen Beispiele für psychosomatische Symptome aufgrund von gestörtem Bindungsverhalten stellen die frühkindliche Deprivation nach René Spitz sowie der Hospitalismus dar.

Wenn bei der Hauptbezugsperson psychische Überforderung oder eine psychische Erkrankung wie Depression oder Psychose vorliegt, kann es geschehen, dass sie in der Interaktion mit dem Kind „überängstlich bis paranoid und in raschem Wechsel auch noch inkonsistent mit teilweisem Rückzug und emotionaler Unverfügbarkeit" reagiert (Brisch 2003, 90). Die Bindungsperson hat überwiegend ambivalente Gefühle gegenüber dem Kind. Dies muss nicht zu einer körperlichen Verwahrlosung führen, kann aber eine Störung in der Bindung nach sich ziehen. Aufgrund der Unvorhersehbarkeit des Verhaltens der Bezugsperson ist die emotionale

Irritation des Kindes sehr groß und kann sich bis hin zu manifester Angst steigern. Auf der Basis dieser Bindungsspannung kann es insbesondere im Säuglingsalter zu einer psychogenen Symptomentwicklung kommen wie etwa zu Schrei-, Schlaf- und Essstörungen (vgl. ebd.). Es zeigte sich, dass bei entsprechenden Maßnahmen das Körperwachstum nach einer Phase des Stillstandes wieder zunimmt und auch andere Symptomatiken sich häufig, zumindest teilweise, regulieren.

Bei der Diagnose einer Bindungsstörung mit psychosomatischen Symptomen ist es besonders wichtig, dass differenzialdiagnostisch alle körperlichen Ursachen - wie hormonelle Störungen, die zu Wachstumsretardierungen führen oder alle organischen Ursachen, die im Säuglingsalter zu auffälligem Schlaf-, Ess-, oder Schreiverhalten führen können - ausgeschlossen werden (vgl. Brisch 2003, 89f.). Wichtig ist auch, dass Bindungsstörungen meist nicht als Einzeldiagnose zu finden sind, sondern vielmehr mit weiteren Störungsbildern wie Angststörungen, Reifungsrückständen und Verhaltensstörungen einhergehen. Oft ist es schwierig, zu sagen, ob die Bindungsstörung aus anderen Problemen des Kindes resultiert, die sich entsprechend auf seine Fähigkeit zu „normalem" Bindungsaufbau auswirken oder ob die Symptome tatsächlich eine Bindungsstörung darstellen.

4.4 Bedürftigkeiten Bindungs- und beziehungsgestörter Kinder

Die Beziehung zu und Bindung an Bezugspersonen bildet die Grundlage für die emotionale und psychosoziale Entwicklung des Kindes. Von der Qualität dieser Beziehung hängt ab, wie Kinder sich im späteren sozialen Leben behaupten können. Auch die kognitive und körperliche Entwicklung können durch sie stark beeinflusst werden. Bei Kindern mit Bindungsstörungen ist also bereits die Basis - die Grundmauer des „Schutzraumes", in dem sich kindliche Entwicklung vollzieht - schwer erschüttert, so dass jeder darauf aufbauende Entwicklungsschritt unsicher ist bzw. nur schwer gelingen kann. Solche Kinder haben über einen langen Zeitraum Bindungsmuster und Strategien entwickelt, die auch durch eine professionelle Beziehungsarbeit nur schwer zu verändern sind. Daher muss diese so gestaltet werden, dass die Kinder die Möglichkeit erhalten, in der neuen Beziehung intensive regulierende Erfahrungen zu machen, zu erleben, wie sich „normale" Beziehung vollzieht.

Jedes Kind, unabhängig von Störungen oder Behinderungen, hat verschiedene psychosoziale Bedürfnisse, die innerhalb der Beziehung zu seinen Hauptbezugspersonen befriedigt werden. Die Liste der Bedürfnisse differiert von Autor zu Autor und von zwei bis zu sechzig Punkten. In ihrem Buch „Was Kinder brauchen" verdichtet Mia Kellmer Pringle (1975, 43f.). Sie benennt fünf Grundbedürfnisse:

1. Das Bedürfnis nach Liebe und Geborgenheit
2. Das Bedürfnis nach Sicherheit
3. Das Bedürfnis nach neuen Erfahrungen
4. Das Bedürfnis nach Lob und Anerkennung
5. Das Bedürfnis nach Verantwortung

Diese fünf Bedürfniscluster müssen von Beginn an erfüllt werden und verlangen das gesamte Leben hindurch nach mehr oder weniger starker Befriedigung. Im Laufe der Entwicklung ändert sich lediglich die Art und Weise, wie sie erfüllt werden können. Das bedeutet aber auch, dass ihnen in den unterschiedlichen Entwicklungsstadien eine je unterschiedliche Bedeutung zukommt (vgl. Kellmer Pringle 1975).

Bindungsgestörte Kinder haben die Befriedigung grundlegender Bedürfnisse entweder gar nicht, unbeständig oder auf nicht angemessene Weise erfahren, so dass innerhalb der heilpädagogischen Beziehung besonders darauf geachtet werden muss, dieses Defizit auszugleichen.

Das Bedürfnis nach Liebe und Geborgenheit wird erfüllt, wenn das Kind von Geburt an in einer stabilen, zuverlässigen, liebevollen und dauerhaften Beziehung zu seinen Eltern aufwächst. Es wird bedingungslos von seiner Familie angenommen, deren Zuneigung sich durch die Sorge für sein körperliches Wohlergehen zeigt. Dies reicht von der Gewährung körperlicher Nähe bis zu allgemeinen positiven Reaktionen der Umwelt.

Durch diese Beziehung - zunächst nur zu Mutter und Vater und später zu einem weiteren Kreis von Personen - erhält das Kind das Gefühl, anderen etwas zu bedeuten, wertvoll für sie zu sein. Die stärkste Auswirkung hat diese Art von Liebe auf die Entwicklung der eigenen Identität. Von anderen anerkannt zu werden und Zustimmung zu erfahren ist entscheidend für die Fähigkeit sich selbst akzeptieren und bejahen zu können (vgl. Kellmer Pringle 1975, 44f.). Wenn diese Liebe und Geborgenheit von früher Kindheit an nicht genügend erfahren wurde, ist es sehr schwierig, dies nachzuholen. Den Kindern fehlt die Gewissheit, zu jemandem zu gehören, die Gewissheit, dass sie einem Menschen mehr bedeuten als andere. Die Folge daraus können Selbsthass, Minderwertigkeitsgefühle und ein geringes Selbstvertrauen, aber auch Hass, Wut und Gleichgültigkeit gegenüber anderen Menschen sein. Solcherart geschädigte Kinder benötigen daher die Beziehung zu einer Bezugsperson, die ihnen das Gefühl gibt wichtig und wertvoll zu sein, in der sie erfahren können, dass sie um ihrer selbst willen geliebt und angenommen werden.

Das zweite Bedürfnis ist das nach Sicherheit. Dies wird in erster Linie durch Beziehungen zu Bezugspersonen befriedigt, die als stabil empfunden werden und deren Verhalten und Reaktionen als gleichmäßig und zuverlässig erlebt werden. Kinder brauchen einen vertrauten Rahmen, Routine im alltäglichen Ablauf und in Beziehungen, um sich sicher zu fühlen. Ihre Welt verändert sich von Tag zu Tag, so dass eine gewisse Vorhersagbarkeit und Kontinuität unerlässlich ist, damit sie sicher neue Erfahrungen machen können. Die Beziehung zu den Hauptbindungspersonen bedarf, wie in Bowlbys Bindungstheorie bereits erläutert, der Bedeutung eines „sicheren Hafens" (ebd. 47-49).

Kinder die diese Erfahrungen nicht gemacht haben, bedürfen in Beziehungen eines besonderen Maßes an Verlässlichkeit. Häufig brauchen sie bereits die Gewissheit, dass die Bezugsperson wieder zu ihnen zurück kommt. Selbst, wenn diese nur kurz in ein angrenzendes Zimmer geht, halten sie dies nur schwer aus. Sie fordern immer wieder, dass die Bezugsperson ihnen die Sicherheit der Beziehung deutlich macht, indem sie z. B. die Beziehung durch auffälliges Fehlverhalten auf die Probe stellen. Die Reaktion der Bindungsperson gibt ihnen Aufschluss darüber, ob die Beziehung tatsächlich stabil ist. Es ist wichtig, dem Kind das Gefühl persönlicher Kontinuität zu vermitteln sowie ihm eine langfristige Perspektive zu schaffen, damit es nicht nur in der Beziehung sicher verankert ist, sondern auch in seinem Leben. Es muss das Gefühl entstehen, dass die Zukunft nicht ungewiss, sondern konkret erfassbar ist.

Ein weitres Bedürfnis ist das nach neuen Erfahrungen. Kinder lernen vom Tag ihrer Geburt an. Sie sind jeden Tag mit neuen Aufgaben konfrontiert, deren Meisterung der Ausgangspunkt für höhere Leistungen wird. Neue Erfahrungen sind für die kognitive Entwicklung unerlässlich, da das Kind an ihnen wächst. Ohne Erfahrungen kann es nicht lernen. Jedes Kind hat einen angeborenen Forscherdrang. Je mehr es entdeckt, desto mehr möchte es wissen und sehen. Zur Kunst des Erziehens gehört deshalb die Fähigkeit, in jeder Entwicklungsphase die optimale Reizmenge für die Förderung der geistigen Entwicklung zu erkennen. Obwohl bereits die Freude am Entdecken selbst eine Belohnung für das Kind darstellt, erhöht sich seine Bereitschaft, weiter zu lernen durch eine adäquate Reaktion der Bezugsperson auf seine Wissbegier und Erfolge bzw. Misserfolge. Wird dieses Bedürfnis nicht befriedigt, so zeigen Kinder passive Züge und Ängstlichkeit, entwickeln Frustrationsgefühle und Reizbarkeit, zeigen nur wenig Lebensfreude und Zufriedenheit. Außerdem kann sich das Kind kognitiv nicht ausreichend oder nur verzögert entwickeln.

Kinder brauchen eine Bezugspersonen, die an ihrem Leben, ihrem Spiel und ihren Erfahrungen aufrichtiges und anteilnehmendes Interesse zeigen und sie somit motivieren, weitere Schritte zu gehen. Auch brauchen sie bei bereits kleinen Erfolgen viel Lob und Bestätigung und bei Misserfolgen nicht Tadel sondern Mitgefühl und Hilfe. Dies zeigt ihnen, dass es gut und richtig ist, neue Dinge zu versuchen und sie zu meistern - und dass man auch dann, wenn man scheitert, immer den Mut haben sollte, es weiterhin zu versuchen.

Mit dem Bedürfnis nach neuen Erfahrungen ist das Bedürfnis nach Lob und Anerkennung eng verknüpft. Das Kind braucht immer wieder Ansporn, um sich weiter entwickeln zu können. Es freut sich über Lob der Erwachsenen, und eine dem Kind angemessene Erwartungsebene spornt es in seiner Ausdauer an. Wird von ihm zuviel verlangt, ist es schnell überfordert und hat das Gefühl, das Gewünschte nicht schaffen zu können. Wird zu wenig verlangt, kann sich das Kind nicht seinem eigentlichen Niveau entsprechend entwickeln (vgl. Kellmer Pringle, 68). Kinder, deren Bedürfnis nach Lob und Anerkennung in ihren bisherigen Beziehungen nicht oder nicht angemessen befriedigt wurde, brauchen eben jene. Es ist wichtig, dass nicht nur Leistungen und Erfolge gelobt werden, sondern insbesondere auch die Bemühungen um Leistung. Gerade (in Hinsicht auf Beziehung) deprivierte Kinder, bei denen jeder Erfolg besonders hart erkämpft ist, erhalten oft nur wenig Lob. Die professionelle Beziehungsperson muss also darauf achten, das Kind dafür zu loben, was es tatsächlich vollbracht hat.

Das fünfte und letzte Bedürfnis ist das nach Verantwortung. „Dieses Bedürfnis wird befriedigt, indem wir dem Kind erlauben, allmählich persönlich Unabhängigkeit zu erlangen" (ebd. 70). Kinder haben das wachsende Bedürfnis, Dinge selbst zu machen oder auch etwas zu besitzen, was nur ihnen gehört und über das sie frei verfügen können. Auf diesem Weg zur Selbstständigkeit brauchen sie Rückhalt und Führung sowie Grenzen und das Wissen um die Gründe für Grenzen und Vorbilder, die ihm zeigen, wie man sich im Leben zurecht finden kann. Wird einem Kind diese Verantwortung nicht ermöglicht, wird es unselbstständig und unsicher. Diese Kinder brauchen eine Beziehung, in der sie in ihrer Unsicherheit zunächst Halt und Sicherheit erfahren können. Die Bezugsperson muss dem Kind nach und nach mehr Verantwortung für sich selbst übergeben und ihm Dinge zutrauen. In der Beziehung müssen Grenzen sehr deutlich zu erkennen. Wichtig ist auch, dass die Bezugsperson Entscheidungen niemals für das Kind trifft, sondern sie vielmehr mit ihm gemeinsam entwickelt.

4.4.1 Therapeutische Maßnahmen

In der therapeutischen Behandlung von Kindern mit Bindungsstörungen hat sich bisher die psychotherapeutische Herangehensweise in Form von Einzeltherapie mit Methoden der Externalisierung, wie Spiel- und Maltherapie, als die sinn- und wirkungsvollste erwiesen. In der Kindertherapie geht es, wie bei der Bezugsbetreuung um die Regulierung des gestörten Verhaltens. Dies geschieht über die Bearbeitung erlebter Bindungserfahrungen und die Aufarbeitung von eventuell erlebten Traumata sowie eventuell bestehender Entwicklungsbeeinträchtigungen.

Damit eine therapeutische Beziehung überhaupt zustande kommt, müssen die Bindungsbedürfnisse des Kindes berücksichtigt und angemessen beantwortet werden. Stellt der Therapeut für das Kind keine sichere Basis her, so sieht es sich in seinen Erwartungen bestätigt und wird sein gestörtes Bindungsverhalten aktivieren und aufrechterhalten. Geschieht dies, so endet die Therapie in der Regel nach wenigen Stunden.

Der Therapeut muss dem Kind ein Spielverhalten ermöglichen, das die Beschäftigung mit bindungsrelevanten Inhalten aus bisher erlebten Beziehungen zu Bindungspersonen fördert. Der Fokus liegt dabei auf Inhalten wie Bindung, Trennung und Exploration. Je nach Alter des Kindes und der therapeutischen Orientierung können die Spielinteraktionen zwischen Kind und Therapeut direkt verbal angesprochen werden, oder das Kind wird durch die Deutung im teilnehmenden Spiel damit konfrontiert. Das Ausmaß der Konfrontation hängt wiederum vom Alter des Kindes und von seiner kognitiven Entwicklung ab. Der Therapeut steht dem Kind dabei als Übertragungsobjekt zur Verfügung und fördert vor allem jene emotionale Äußerungen des Kindes, die mit Bindungsaspekten in der Übertragung in Verbindung stehen. Diese setzt er mit den in der Vergangenheit erfahrenen Bindungserlebnissen in Bezug. Dabei muss er sehr behutsam und feinfühlig vorgehen, da eine Überflutung durch die mit den Erlebnissen verbundenen Emotionen eine nicht oder noch nicht sichere therapeutische Bindung überfordern und zu ihrem Bruch führen könnte (vgl. Brisch 2003a, 100-102).

Neben der Bearbeitung vergangener Bindungserfahrungen ermöglicht der Therapeut dem Kind neue sichere Bindungserlebnisse zu sammeln, so dass es sich allmählich von seinen früheren unsicheren und destruktiven Bindungsmustern lösen kann und eine neue Bindungsqualität entwickelt.

Das Ende der Therapie sollte vom Kind selbst und/oder dessen Eltern initiiert werden, damit es nicht als Zurückweisung durch den Therapeuten gewertet werden kann. „Die physische Trennung ist nicht gleichbedeutend mit dem Verlust der 'sicheren Basis', weil für das Kind und für die Eltern die Möglichkeit bestehen bleibt, bei erneuter 'Not und Angst' zu einem späteren Zeitpunkt auf den Therapeuten zurückzugreifen" (ebd., 101).

Während der therapeutischen Behandlung im stationären Rahmen verläuft die pädagogische Begleitung der Kinder innerhalb der Bezugsbetreuung parallel. Daher ist es oft schwierig, zu differenzieren, ob Entwicklungserfolge des Kindes eindeutig auf Therapie oder die Bezugsbetreuung zurück zu führen sind.

Bei der Behandlung von Kindern, spielt die gleichzeitige psychotherapeutische Begleitung der Eltern oder Bezugspersonen eine wichtige Rolle. Das Kind kann seine in der Therapie gewonnenen Behandlungsfortschritte nur realisieren, wenn die Bezugspersonen in der Lage sind, dies zu akzeptieren und auf das Kind verständnisvoll einzugehen. Daher ist ein entscheidendes Ziel bei der Behandlung die Herstellung eines entwicklungsfördernden, bindungsstabilen Milieus in der Familie, Pflegefamilie, Heim, Kindergarten oder Schule. Dies kann gegebenenfalls auch die Herausnahme aus einem deprivierenden Umfeld nach sich ziehen (vgl. Trott; Badura; Warnke 1999). Die Bezugspersonen müssen aufgeklärt werden über die Symptomatik, Komorbidität, Verlauf und Prognose der Störung. Außerdem müssen sie über das therapeutische Vorgehen, das therapeutische Verständnis und die zu erwartenden Behandlungsschritte sowie mögliche Veränderungen im Verhalten des Kindes informiert werden. Je nach dem eigenen pathologischen Bindungsverhalten der Bezugspersonen kann und muss eine intensivere Therapie stattfinden. Dabei hat der Therapeut die gleichen grundsätzlichen Aspekte zu beachten wie bei der Kindertherapie (vgl. Brisch 2003a, 102f.).

4.4.2 Beziehungsgestaltung im Rahmen der Bezugsbetreuung

In der stationären und tagesklinischen heilpädagogisch-therapeutischen Arbeit mit bindungsgestörten Kindern hat sich bereits seit längerer Zeit das Bezugsbetreuersystem durchgesetzt und bewährt, da es ganz gezielt auf die Sicherung von Beziehungen und Bindungen ausgerichtet ist. Dadurch, dass das Kind einen spezifischen Ansprechpartner hat, kommt es zu einer relativ raschen Beziehungsgestaltung zwischen ihm und dem Bezugsbetreuer. Dieser stellt im Alltag eine Instanz dar, die es dem Kind ermöglicht, immer wieder an derselben Person Erfahrungen zu sammeln. Dadurch kann sich die Bindung differenzieren und optimieren.

Diese Präsenz einer Bezugsperson ist für die Kinder einerseits vorteilhaft, andererseits kann es aber auch - je nach erfahrener Bindungsgestaltung in der Vergangenheit - schwer aushaltbar für sie sein. Viele Kinder haben einerseits Angst vor der Nähe, können andererseits aber die Abwesenheit des Bezugsbetreuers nicht aushalten. Daher ist es unerlässlich, dass dessen Verhaltensweisen sehr transparent sind, dass er so regelmäßig, wie die Dienstpläne es erlauben, für das Kind erreichbar ist und dass er rechtzeitig bekannt gibt, wann längere Phasen der Abwesenheit wie z. B. Urlaub anstehen. Vielen Kindern hilft dann ein „Übergangs- oder Stellvertreterobjekt", das der Betreuer ihnen überlässt und durch das sie sich mit ihm verbunden fühlen, auch wenn er nicht anwesend ist. Außerdem ist es wichtig, dass Abschiede ausreichend lange und intensiv vorbereitet werden, damit die Kinder sie zwar als schmerzliche aber doch zum Leben gehörende Veränderung und Loslösung wahrnehmen, die jedoch nicht die Beziehung zum Bezugsbetreuer in Frage stellt oder sogar deren Ende bedeutet. Der Abschied muss behutsam eingeleitet werden und so gestaltet sein, dass das Kind ihn nicht als Zurückweisung erlebt. Dabei kann es auch hilfreich sein, dem Kind nach der Entlassung von der Station, der heilpädagogischen Gruppe, der Tagesklinik usw. Besuchskontakte zu ermöglichen. Interessanterweise geschieht es häufig, dass die Kinder mit der Zeit immer weniger auf den Bezugsbetreuer fokussiert sind, sondern die gesamte Einrichtung als Bezugsobjekt annehmen. Je nach Art und Schwere der Störung muss mit solchen Dingen entsprechend unterschiedlich umgegangen werden (vgl. Ettrich 2004, 90f.).

Neben der oben beschriebenen Befriedigung der Grundbedürfnisse des Kindes muss der Bezugsbetreuer die Beziehung zu seinem Bezugskind höchst individuell, d. h. je nach Typ der Bindungsstörung und Persönlichkeit des Kindes unterschiedlich gestalten. Dies setzt neben der Kenntnis über die verschiedenen Bindungsstörungen auch eine intensive Diagnostik sowie ein sehr genaues und sensibles Beobachten voraus. Kinder mit undifferenziertem Bindungsverhalten haben gelernt, dass sie sich sehr schnell einen Bindungspartner suchen müssen und verhalten sich daher - in der Hoffnung Anschluss zu finden - unkritisch und distanzlos gegenüber allen Personen. Ihr Bindungssystem ist permanent aktiv, weshalb das Explorationsverhalten nicht richtig aktiviert werden kann und sie so in ihrer Entwicklung häufig zurück bleiben.

Beim „Unfall-Risiko-Typ" wiederum haben die Kinder einen Mechanismus gefunden, die Zuwendung ihrer Bezugspersonen dadurch zu erhalten, dass sie sich selber in Unfälle verwickeln. Bei dieser Störungsform ist es wichtig, eine Bindung aufzubauen, die dem Kind zeigt, dass es um seiner selbst willen angenommen wird, nicht aufgrund seines Entgegenkommens, seiner Freundlichkeit oder Anschmiegsamkeit. Die Initiative muss verstärkt vom Bezugsbetreuer ausgehen. Auch sollte dem Kind vermittelt werden, dass es keine Schmerzen erleiden muss, um die Aufmerksamkeit des Bezugsbetreuers zu erlangen. Es wird wie alle Kinder um seiner selbst Willen gemocht und angenommen. Dafür muss es kein bestimmtes Verhalten zeigen.

Kindern mit übersteigertem Bindungsverhalten ist zu vermitteln, dass Bezugspersonen zuverlässig sind. Der Bezugsbetreuer sollte Trennungen nicht unnötig lange ausdehnen, sondern zum vereinbarten Zeitpunkt zurückkehren. Dennoch muss er Trennungen stattfinden lassen und darf nicht aus Angst vor den Ausbrüchen des Kindes - so wie Mütter es häufig tun - Trennungen gänzlich vermeiden. Dem Kind ist zu vermitteln: „Was immer du inszenierst, Trennungen sind im Leben notwendig und wir werden Trennungen haben, aber sie werden kurzzeitig und überschaubar sein und sie werden für dich überlebbar sein" (Ettrich 2004, 89). Wichtig ist auch, dass das übersteigerte Klammern vom Betreuer nicht missgedeutet wird als Zeichen dafür, dass das Kind ihn besonders mag und damit eventuell eigene Ängste ausgelebt werden. Um dies zu vermeiden ist es nötig, dass der Betreuer klar und transparent seine Rolle lebt und so auch die Angst des Kindes reduziert.

Bei Kindern mit gehemmtem Bindungsverhalten laufen Pädagogen im stationären Alltag Gefahr, das pflegeleichte Verhalten des Kindes zu sehr zu genießen, so dass es „nebenher" läuft und seinem pathologischen Verhalten nicht entgegen gesteuert wird. Daher muss der Bezugspädagoge darauf achten, dass er altersgerechte Forderungen des Kindes annimmt und fördert. Auch muss er jederzeit gewahr sein, dass Trennungen Schmerz verursachen, der sich als Widerstand mit anschließendem Protest artikulieren kann – und dies dem Kind zugestehen.

Kinder mit aggressivem Bindungsverhalten müssen im Alltag lernen, dass es nicht nötig ist, Leute anzugreifen, um Aufmerksamkeit und Zuwendung zu erlangen. Der Bezugsbetreuer sollte ihnen gerade dann Aufmerksamkeit schenken, wenn sie nicht attackieren und Abstand nehmen, wenn sie es tun. Außerdem muss er sensibel sein für die Ängste, die hinter den aggressiven Äußerungen stehen und diese mit dem Kind ansprechen.

Bei Bindungsverhalten mit Rollenumkehr ist es für die betroffenen Kinder zunächst wichtig, entlastet zu werden. Es muss für sie deutlich sein, dass der primären Bezugsperson von anderer Seite geholfen wird. Der Bezugsbetreuer muss in gewisser Weise „Elternersatz" werden, sich um das Kind kümmern, altersgemäß auf es eingehen und deutlich Verantwortung für es übernehmen und ihm so in einer „normalen" Kind-Erwachsenen-Beziehung die Möglichkeit bieten, Kind sein zu können. Es muss auch lernen, altersgemäß Spielpartner zu suchen und zu finden, wobei es Unterstützung und Anleitung durch den Bezugsbetreuer erfährt.

Kinder die im Bindungsverhalten psychosomatische Symptomatiken zeigen, müssen lernen, psychische Probleme und Unmut wieder über Emotionen zu erleben, auszuagieren und auszudrücken, so dass die körperliche Ebene entbehrlich wird. Der Bezugsbetreuer ist also angehalten, das Kind sehr genau zu beobachten und auf psychische Signale des Kindes entsprechend zu reagieren, und zwar, bevor die körperliche Symptomatik in Erscheinung tritt. Nur dann ist es möglich, Emotionen zu spiegeln und ein Modell dafür zu bieten, wie sie ausgedrückt werden können (vgl. Ettrich 2004, 89f.).

Bei der Beziehungsgestaltung muss sich der Betreuer immer vor Augen halten, dass sich Bindungsmuster bereits in den ersten Lebensmonaten und -jahren eines Kindes herausbilden. Sie erfahren im Laufe der Jahre immer wieder Bekräftigung, so dass sie sich in Sicherheit, Unsicherheit oder eben auch Störungen verstärken und stabilisieren. Kinder Im Alter von vier bis acht Jahren - oder sogar noch älter - haben also bereits einen langen Weg gelungener oder misslungener Bindungserfahrungen hinter sich.

Bei der Beziehungsgestaltung ist es ebenfalls wichtig, dass der Bezugsbetreuer die verschiedenen Phasen in der Bezugsbeziehung und die verschiedenen Rollen, die sowohl das Kind, als auch er selbst darin einnehmen, genau kennt. Hildegard Peplau (vgl. Kellnhauser 1998, 635) hat diese Phasen zwar für die zwischenmenschliche Beziehung zwischen Patient und Pflegendem beschrieben, ihre Interaktionstheorie kann aber leicht modifiziert auf jede interaktionelle Beziehung zwischen professionellem Helfer und Klient übertragen werden.

- In der *Orientierungsphase* stehen sich Betreuer und Kind noch als Fremde gegenüber. Nur durch kontinuierliche Interaktion kann eine interpersonelle Beziehung aufgebaut werden, die das Fremdsein überwindet und die für die Wirksamkeit der Bezugsbeziehung nötige Vertrauensbasis schafft.
- In der *Identifikationsphase* erwartet das Kind die totale Unterstützung und Zuwendung des Betreuers; es testet die Qualität der Beziehung. In dieser Phase festigt und definiert sich die Beziehung, d. h. der Betreuer muss in dieser Zeit dem Kind besonders viel Aufmerksamkeit schenken und fürsorglich auf es eingehen, ihm aber auch mit einer klaren Position gegenüber treten und ihm Grenzen deutlich machen.
- Hat sich eine Beziehung gefestigt, folgt die Phase des *Nutzens*. Das Kind kann die angebotene Hilfe des Betreuers annehmen, kann an der Beziehung lernen und sich entwickeln.

- In der Phase der *Ablösung* wird das Kind wieder in seine Lebenssituation entlassen oder an neue Bezugspersonen angebunden. Das Abhängigkeitsverhältnis zum Bezugsbetreuer wir behutsam gelöst

Diese Phasen bauen statisch aufeinander auf, obwohl sie einander bedingen. Insbesondere die Identifikations- und Nutzungsphase vermischen sich oft stark und sind meist nur schwer voneinander abzugrenzen, da Kinder bereits bei der Definierung der Beziehung lernen und daraus Nutzen ziehen. Es ist dennoch wichtig, dass der Betreuer immer wieder hinterfragt, in welcher Phase sich die Beziehung gerade befindet, um entsprechend auf das Kind eingehen zu können.

Es kann nicht erwartet werden, dass gestörtes Bindungsverhalten innerhalb einer so kurzen Zeit (zwei bis sechs Monate) ambulanter oder stationärer Behandlung überwunden werden. Vielmehr bedarf es jahrelanger, mitunter lebenslanger Auseinandersetzung und Unterstützung, bis sich gestörte Bindungen hin zu „normalen" Bindungsmustern verändert haben. Innerhalb der Entwicklung gibt es sog. „Zeitfenster", in denen die Entwicklung bestimmter Fähigkeiten leichter bewältigt werden kann. Sind diese Zeitfenster geschlossen, wird es schwieriger und langwieriger, über pädagogische und therapeutische Übungsprozesse etwas nachzuholen.

Auch die Möglichkeit des Scheiterns an dieser Aufgabe darf nicht verdrängt werden (vgl. Kellnhauser 1998, 88f.). Der Bezugsbetreuer muss sich und das Beziehungsangebot, das er dem Kind macht, als zwar sehr wichtigen, aber dennoch nur vorübergehenden Teilbereich im multiprofessionellen Hilfssystem des Kindes sehen und darf nicht zu große Erwartungen an sein Handeln stellen, die er dann nicht erfüllen kann.

Ebenfalls ist es notwendig, dass der Bezugsbetreuer sich über sein eigenes vorherrschendes Bindungsmuster im Klaren ist. Dies bedarf häufig erst einer längeren Auseinandersetzung mit Klienten, Supervision oder Selbsterfahrung. Je reflektierter der Betreuer jedoch ist, desto mehr ist er auch in der Lage, sein eigenes Bindungsmuster in Richtung Sicherheit zu beeinflussen und um so erfolgreicher ist sein pädagogisch-therapeutisches Handeln.

5 Falldarstellung: Die Begleitung eines bindungsgestörten Kindes durch die Bezugsbetreuung in einer heilpädagogisch-therapeutischen Einrichtung

Um die Bedeutung der Bezugsbetreuung für bindungsgestörte Kinder nicht nur theoretisch, sondern auch praktisch zu ermitteln, habe ich den achtjährigen Jonas, der sich aufgrund einer diagnostizierten Bindungsstörung auf der sozialpädiatrischen Kinderstation des Kinderneurologischen Zentrums Bonn befand, über vier Wochen begleitet. Beobachtungsgegenstand war die Interaktion zwischen einem bindungsgestörten Kind und verschiedenen Bezugspersonen, insbesondere dem Bezugsbetreuer. Die im Folgenden geschilderte Auswertung der Beobachtungen verdeutlicht die Bedeutung der Bezugsbetreuung für das bindungsgestörte Kind und die pädagogisch-therapeutische Wirksamkeit einer solchen Maßnahme.

Die Kriterien dafür, welches Kind für die Beobachtung auswählt wurde, waren zum einen, dass das Kind bereits einen Bezugsbetreuer hatte und zum anderen, dass eine diagnostizierte Bindungsstörung vorlag. Auch war entscheidend, dass das Kind während des geplanten Beobachtungszeitraumes nicht entlassen werden sollte, sondern die gesamte Zeit auf der Station sein würde. Vor Beginn der Beobachtung war es daher wichtig, die verschiedenen Fallakten intensiv zu studieren und mit den Betreuern zusammen zu entscheiden, welches Kind für die Beobachtung am besten geeignet sei. Aufgrund der genannten Kriterien fiel die Entscheidung auf Jonas, der einerseits alle Voraussetzungen vollständig erfüllte und dessen Bezugsbetreuerin Silke andererseits damit einverstanden war, dass ihre Dienste begleitet und ihre Interaktionen mit Jonas beobachtet und ausgewertet werden sollten.

Die Beobachtung fand in *aktiv- teilnehmender* Weise statt, was bedeutet, dass ich aktiv am Gruppengeschehen teilnahm und so von Jonas als Betreuerin der Gruppe akzeptiert wurde. Außerdem war dem Jungen und den anderen Kindern nicht bekannt, dass sie beobachtet werden. Auf diese Weise sollte vermieden werden, dass Jonas durch das Bewusstsein, beobachtet zu werden, in seinem Verhalten beeinflusst wurde. Dennoch kann die Beobachtung korrekterweise nicht als *verdeckt*, sondern nur als *halb-verdeckt* bezeichnet werden, da ein Teil von Jonas Interaktionspartnern, nämlich die Betreuer, von der Beobachtung Kenntnis hatten. Obwohl damit zu rechnen war, dass diese Tatsache deren Verhalten beeinflussen würde, war es aus kollegialen und organisatorischen Gründen unvermeidlich, sie zu informieren.

Ein weiteres Problem dieser halb-verdeckten aktiv-teilnehmenden Beobachtung war, dass keine unmittelbare, zeitgleiche Protokollierung möglich war. Es konnten nur - teilweise verkürzende - Erinnerungsprotokolle im Anschluss an die eigentliche Beobachtungsperiode angefertigt werden. Das bedeutet, dass möglicherweise Gedächtnistäuschungen die Objektivität der Beobachtungen einschränken. Dennoch ist davon auszugehen, dass bei diesem Verfahren die Objektivität stärker gewährleistet ist, als es bei einer offenen Beobachtung und mit zeitgleichem Protokollieren beeinflussten Verhaltens der Fall wäre. Weiterhin handelt es sich bei meiner Untersuchung um eine Ereignisbeobachtung und Ereignisstichprobe. Das bedeutet, dass Beobachtungszeitpunkt und Unterbrechungen durch die Art und Weise sowie das Auftreten der Interaktionen bestimmt wurden (vgl. Martin; Wawrinowski 1993, 36-41).

Dokumentiert wurden die Beobachtungen mit Hilfe eines Beobachtungsbogens (vgl. Anhang I), der die Ereignisbeobachtung so detailliert wie möglich festhielt. Außerdem sollte die spätere Einordnung und die Beschreibung von Verhalten und Reaktionen durch die Fokussierung auf sechs Verhaltenskategorien vereinfacht werden: Kontaktverhalten, Aggression, Anpassung, Körperkontakt, Distanzverhalten sowie Mimik/Gestik. Die Auswahl orientiert sich an der Beschreibung pathologischer Verhaltensweisen bei Bindungsstörungen im ICD-10 und im DSM IV sowie an den Kategorien nach Lieberman und Pawl.

Die Beobachtung fand unter natürlichen Bedingungen statt, also in der vertrauten Umwelt des Kindes (vgl. ebd.). Zu Beginn des Beobachtungszeitraumes war Jonas bereits drei Monate auf der sozialpädiatrischen Kinderstation untergebracht, war also mit dem Alltag vertraut, konnte sich darin orientieren und sicher bewegen und kannte Betreuer und Kinder. Silke war bereits seit ca. einem Monat die feste Bezugsbetreuerin des Kindes.

5.1 Vorstellung der Einrichtung

Das Kinderneurologische Zentrum (KNZ) ist eine ärztlich geleitete und interdisziplinär arbeitende Einrichtung zur Untersuchung und Behandlung von Kindern mit Entwicklungsstörungen, Behinderungen und Verhaltensstörungen. Es ist eine Abteilung der Rheinischen Kliniken Bonn unter der Trägerschaft des Landschaftsverbandes Rheinland. Das KNZ verfügt über einen ambulanten Behandlungs- und Therapiebereich (Sozialpädiatrisches Zentrum, SPZ) sowie über zwei Stationen: Eine Eltern-Kind-Station mit sechs Betten und eine Kinderstation mit 14 Betten. Die Kinderstation wird von einer Kinderärztin und einer Stationsschwester geleitet. Koordiniert und realisiert wird die Arbeit mit den zuständigen

Psychologen, Kinder- und Jugendpsychotherapeuten, der Sozialarbeiterin, Logopäden, Physiotherapeuten und dem Pflegedienst, worunter auch das Betreuerteam der Station zählt.

Organigramm der Kinderstation des Kinderneurologischen Zentrums (KNZ) Bonn

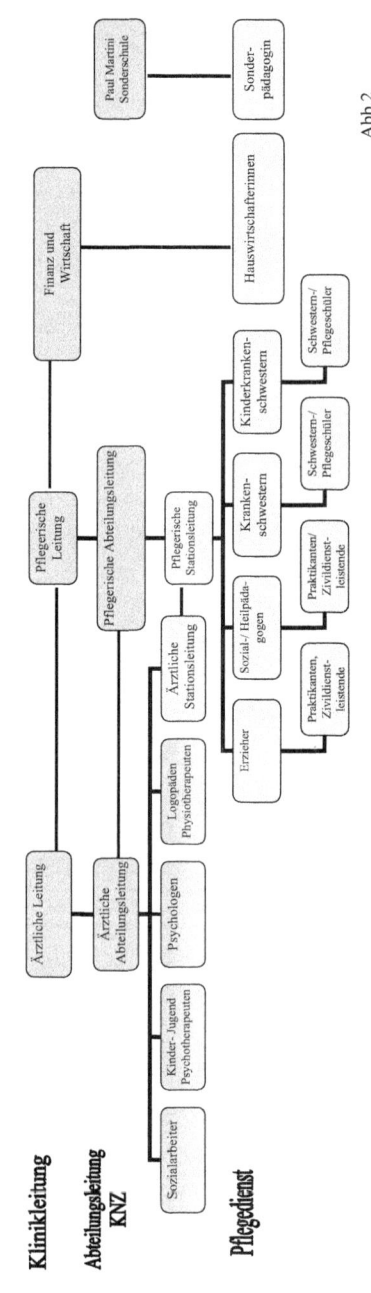

Klinikleitung

Abteilungsleitung KNZ

Pflegedienst

Abb. 2

Die Zielgruppe der Einrichtung sind Kinder mit Entwicklungsverzöge-
rungen und Behinderungen sowie emotionalen Störungen und Verhal-
tensauffälligkeiten, die meist Folge gravierender familiärer Interaktions-
störungen sind, die in ihrer Eskalation zu Vernachlässigung, Misshand-
lung und sexuellem Missbrauch geführt haben. Grund für einen stationären Aufenthalt ist die Notwendigkeit intensiver Diagnostik und Therapie. Daneben konzentriert sich die Arbeit des KNZ noch auf die Krisenintervention, insbesondere bei Kindern, bei denen neben einer körperlichen und/oder geistigen Behinderung durch ungünstige psychosoziale Bedingungen eine seelische Behinderung zu befürchten ist.
Die Aufenthaltsdauer umfasst einen 6-8 wöchigen diagnostischen Aufenthalt, der in der Regel aber in einen längeren therapeutischen Aufenthalt von im Durchschnitt 6-12 Monaten übergeht. Je nach familiärer Situation kehren die Kinder wieder in ihre Ursprungsfamilie zurück oder
werden in Koordination mit dem zuständigen Jugendamt fremdvermit-
telt. Neben der Kinderpsychotherapie ist natürlich die Mitarbeit der Eltern von entscheidender Bedeutung: sie sind durch regelmäßige Bera-
tungs- und Therapiegespräche am therapeutischen Prozess beteiligt.

Die im Durchschnitt 12 Kinder der Station im Alter von 3-10 (max. 13)
Jahren leben in 3 Kleingruppen mit einem festen Betreuerteam zu je vier
Kindern. Im Rahmen des Bezugsbetreuersystems wird jedes Kind von
einem Gruppenteammitglied als Bezugsperson betreut, die für das Kind
neben den anderen Betreuern eine besondere Vertrauens- und An-
sprechperson darstellt. Der Behandlungserfolg setzt den Aufbau eines
therapeutischen Milieus und damit verbunden einer tragfähigen, positiven und vertrauensvollen Beziehung zwischen den Kindern und Bezugspersonen voraus. Grundlegendes Konzept der pädagogischen Arbeit auf der Kinderstation ist daher die Bezugsbetreuung. Diese soll den
Kindern ermöglichen, in einem geschützten und Vertrauen gebenden
Rahmen positive Beziehungserfahrungen zu machen, indem ihnen eine
Atmosphäre des Gehaltenwerdens vermittelt wird. Entscheidend ist dabei, dass den Kindern die Möglichkeit von Übertragungsbeziehungen
geboten wird und sie den Bezugspersonen ihre traumatischen Erlebnisse
anvertrauen und ein Stück weit aufarbeiten können. Ein Beziehungsaufbau stellt eine besondere Schwierigkeit dar, da die Kinder meist bezie-
hungsgestört bis hin zu beziehungsunfähig sind, so dass die Beziehungsarbeit, wenn überhaupt möglich, ein sehr langwieriger Prozess
sein kann. Man kann also sagen, dass die therapeutische Beziehungsgestaltung selbst bereits problemlösendes Handeln ist und die Grundlage
für ein ganzheitliches, klientenorientiertes, therapeutisches Arbeiten darstellt.

In der Regel ist die Bezugsbetreuung so organisiert, dass die Kinder in den ersten Wochen ihres Aufenthaltes noch keinen festen Bezugsbetreuer haben. Diese Zeit dient zum einen der Orientierung und Eingewöhnung des Kindes, zum anderen aber auch der Orientierung der Betreuer, die sich ein Bild von dem Kind machen können und entscheiden, welches Teammitglied als Bezugsbetreuer am besten passt.

Der Bezugsbetreuer gestaltet in Absprache mit dem multidisziplinären Team die Beziehung und pädagogische Arbeit mit dem Kind, begleitet es unterstützend im Alltag, begleitet intensiv die Anbahnungsphase bei der Vermittlung in eine Pflegefamilie, vertritt seine Interessen in Hilfeplangesprächen und nimmt, wenn nötig, auch an Elterngesprächen als Stimme des Kindes teil. Der Bezugsbetreuer ist neben dem Therapeuten der wichtigste Ansprechpartner, wenn es um die Belange seines Bezugskindes geht.

Neben der notwendigerweise stark psychotherapeutisch ausgerichteten Behandlung in der Kleingruppe erfolgen je nach individueller Erfordernis funktionstherapeutische Maßnahmen, die die Förderung von Wahrnehmung, Motorik und Sprache umfassen. Diese werden teilweise in Einzelbehandlung, aber auch in Gruppentherapie durchgeführt, wobei zusätzlich zu den fördernden Maßnahmen im Ablauf des Stationsalltages soziale Interaktion und damit Kompetenzen aufgebaut werden. Die Abstimmung der Maßnahmen erfolgt im Gesamt-Behandlungsteam sowohl in regelmäßig stattfindenden kindbezogenen Einzelbesprechungen, als auch „in der kursorisch auf Schwerpunktbildung abhebenden wöchentlichen Visite" (vgl. Konzept Bonn o. J).

Die schulpflichtigen Kinder werden in Zweier- oder Dreiergruppen, in manchen Fällen auch einzeln von einer Sonderschullehrerin unterrichtet. Gruppenfähige Kinder besuchen regelmäßig die heilpädagogisch geleitete Spielzimmergruppe der Station (vgl. ebd.).

5.2 Vorstellung Jonas

5.2.1 Familienanamnese

Jonas war zum Zeitpunkt der Aufnahme 8, 4 Jahre alt. Die Initiative zur stationären Unterbringung ging von seiner Mutter, Frau H aus. Frau H (33, Hausfrau) fühlte sich mit dem Verhalten ihres Sohnes überfordert, weil sie selbst unter akuten Angstzuständen und Panikattacken litt. Es wurde offensichtlich, dass sie durch die schwierige Situation mit Jonas emotional sehr belastet war.

Die von den Eltern geschilderte familiäre Situation erwies sich als sehr kompliziert. Herr und Frau H sind seit 10 Jahren verheiratet. Frau H brachte eine mittlerweile 22-jährige Tochter mit in die Ehe, Herr H eine heute 18-jährige Tochter aus erster Ehe. Frau H wollte letztere eigentlich nicht mit aufnehmen, hatte jedoch Angst, sonst ihren Mann zu verlieren. Von Beginn der Beziehung an gab es Spannungen zwischen ihr und Herrn Hs Tochter, da diese nach Meinung von Frau H versuchte, einen Keil zwischen die Eheleute zu treiben.

Zwei Jahre nach der Hochzeit kommt der gemeinsame Sohn Jonas zur Welt. 1996 ist aufgrund familiärer Spannungen eine sozialpädagogische Familienhilfe in der Familie, jedoch veränderte sich durch deren Einfluss nur wenig. Im Jahre 2000 zieht Herr H mit seiner Tochter aus der gemeinsamen Wohnung aus mit der Begründung, dass dies für seine Tochter besser sei. Dennoch halten sich beide weiterhin täglich im Haushalt von Frau H auf, in dem deren Tochter und Jonas weiterhin leben. Die Tochter von Frau H hat keine Ausbildung oder Arbeit und kümmert sich nach Frau Hs Angaben auch nicht konsequent darum. Frau H wünscht sich, dass sie endlich auszieht, da die Beziehung zu ihr ebenfalls belastend ist. Die Tochter – so Frau H - trete ihr stets fordernd gegenüber, sei frech und setze sie unter Druck. Außerdem habe sie sich nie mit Herrn H verstanden, weshalb es in dieser Hinsicht auch immer wieder zu Konflikten kommt.

Frau H berichtete im weiteren Gesprächsverlauf, dass sie bereits seit ihrem 18. Lebensjahr unter einer akuten Angststörung leidet, weswegen sie nicht arbeiten und das Haus phasenweise nur mit Begleitung verlassen kann. Aufgrund dessen hatte auch der Freund von Jonas´ Halbschwester mit Frau Hs Einverständnis bei der Kinder- und Jugendpsychiatrie um Jonas´ Aufnahme gebeten, da sie dazu selbst nicht in der Lage war. Frau H befand sich einige Zeit in tagesklinischer Behandlung und machte im Anschluss daran eine ambulante Psychotherapie, die jedoch mittlerweile beendet ist. Als Grund für ihre Angststörung gibt sie ihre eigene traumatische Biographie an. Sie sei von ihrer Mutter bei Wutausbrüchen misshandelt worden, bis sie ihren Vater bat, in einer Pflegefamilie leben zu dürfen. Während ihrer Kindheit und Jugend habe sie in vier verschiedenen Pflegefamilien gelebt und sich ungewollt und „herumgereicht" gefühlt. Auch berichtet sie, dass sie ein Alkoholproblem habe und vor drei Jahren aus diesem Grund in einer Klinik gewesen sei. Bis sieben Monate vor dem Aufnahmegespräch war sie trocken, hatte dann aber einen Rückfall, weshalb sie wieder stationär behandelt wurde. Seitdem sei sie jedoch wieder trocken. Sie sagt selbst, dass sie aufgrund ihrer eigenen Probleme mit Jonas´ Verhalten überfordert sei, ihm nichts

„entgegen zu setzen habe" und es daher das Beste für ihn wäre, wenn er auf der Kinderstation aufgenommen und ihm dort „geholfen" würde.

Während eines späteren Einzelgespräches offenbarte Frau H, dass sowohl Jonas als auch sie selbst von Herrn H misshandelt werden. Herr H selbst wirkt durchgehend angespannt, misstrauisch und wortkarg. Er gibt an, dass er Schwierigkeiten mit der Disziplinierung seines Sohnes habe. Er räumt ein, ihm gelegentlich einen Klaps auf den Po zu geben, „wenn er böse Worte benutzt". Er äußert außerdem vehement, dass er auf keinen Fall einer Heim- oder Pflegeunterbringung zustimme. Wenn es dazu kommen sollte, wolle er einen Anwalt einschalten und das alleinige Sorgerecht beantragen.

Über ihren Sohn berichtet Frau H, dass bereits die Schwangerschaft mit Jonas schwierig verlaufen sei. Aufgrund ihrer psychischen und emotionalen Belastung hatte Frau H während dieser Zeit immer wieder Zweifel, ob sie einem weiteren Kind gerecht werden könne. Zusätzlich stellten sich im dritten Schwangerschaftsmonat Blutungen ein, und es bestand die Gefahr, das Kind zu verlieren, was für die Mutter eine schwere Krise bedeutete.

Die Probleme mit Jonas' Verhalten begannen nach Angaben der Mutter bereits während seines zweiten Lebensjahres. Wenn er seinen Willen nicht bekam, brüllte er ununterbrochen. Dies hatte für die Familie die Konsequenz, dass sie umziehen musste, da ihnen die Wohnung wegen Lärmbelästigung gekündigt wurde. Auch habe Jonas die Nahrung verweigert und auch in lebenspraktischen Bereichen, wie selbstständiges Anziehen oder Aufräumen Verweigerungshaltung gezeigt.

Im Kindergarten kam Jonas in den ersten Monaten sehr gut zurecht, zeigte sich dann aber zunehmend aggressiv und destruktiv, zerstörte Sachen und schlug andere Kinder, weswegen er einige Male abgeholt werden musste.

Im häuslichen Bereich und insbesondere der Mutter gegenüber zeigt sich Jonas ebenfalls aggressiv und destruktiv. Er weigert sich strikt, Grenzen zu akzeptieren, die seine Mutter ihm aufweist und droht dann damit, wegzulaufen oder sich umzubringen, wenn sie weiterhin auf das Einhalten der Grenzen besteht. Wenn er seinen Willen nicht bekommt, fängt er an zu toben, bekommt Wutanfälle und droht mit Gewalt, z. B. damit, einen Hammer zu holen und alles kaputt zu schlagen. Er zerstört auch gezielt Dinge, um seine Eltern oder auch Geschwister zu provozieren, tut dies auch verbal durch Beschimpfungen und das gezielte Benutzen von Fäkalsprache. Die Mutter gerät aufgrund ihrer Angststörung bei einem solchen emotionalen Stress in eine lähmende Angst, die sie Jonas gegenüber so gut wie handlungs- und reaktionsunfähig macht.

Im Jahr 2002 besuchte die Mutter einige Beratungsgespräche in einer Familienberatungsstelle, was allerdings nur wenig erfolgreich war. Neben diesen Konflikten berichtet Frau H weiterhin, dass Jonas keine Freunde habe und anderen Kindern gegenüber ein schwieriges Sozialverhalten zeige. Er provoziere und schlage sie und versuche dominant, seine Interessen durchzubringen. Er klammere sich vermehrt an Erwachsene und sei ihnen zugewandt. Außerdem leide er unter Alpträumen, motorischer Unruhe und zeige den „Größenwahn", alles zu können.

Während einer Konfliktsituation zwischen Mutter und Sohn eskalierte Jonas´ Wut in solchem Maß, dass er der Mutter mit einem Messer in der Hand drohte, sie umzubringen. Dies war für die Mutter auch der auslösende Moment, sich Hilfe suchend an die Kinder- Jugendpsychiatrie zu wenden. Frau H sieht sich nicht in der Lage Jonas´ Bedürfnissen angemessen gerecht werden zu können. Sie fühlt sich nur wenig unterstützt durch ihren Ehemann, der wiederum die Erziehungsunfähigkeit seiner Frau kritisiert. Frau H hat Angst, eine schlechte Mutter zu sein und davor, dass Jonas böse auf sie sein könnte, weil sie sich nicht auf seine Bedürfnisse einlassen kann. Ihr ist bewusst, dass sie eine symbiotische Beziehung zu Jonas hat, ihm dies allerdings nicht gut tut. Aus diesem Grund möchte sie ihn in eine Pflegefamilie geben, auch wenn diese Entscheidung ihr mehr als schwer fällt. Sie erklärt jedoch, dass es das Beste und Einzige sei, was sie Jonas im Augenblick als Mutter Gutes tun könne.

Während des Aufnahmegespräches mit der Stationsärztin, an dem Jonas und seine Mutter teilnahmen, zeigte der Junge bereits sein gesamtes von Frau H beschriebenes Verhaltensrepertoir. Trotz mehrfacher Aufforderung seitens der Mutter blieb er nicht sitzen, sondern krabbelte unter den Tisch und schlug seine Mutter von dort. Er erklärte wiederholt: „Hier komme ich sowieso nicht wieder hin. Ihr seid ja alle bescheuert."

Während des Termins bekam Frau H eine Panikattacke und klammerte sich dabei an Jonas. Dieser wollte den Zustand seiner Mutter nicht annehmen, sondern sagte auf Anfrage, dass es ihr gut ginge. Er dokumentierte in seinem Verhalten gegenüber der Mutter immer wieder deutlich, dass er in diesem Verhältnis der „Boss" ist. Frau H war nicht in der Lage, zu intervenieren und konnte Jonas´ Verhalten ihr gegenüber keinerlei Grenzen setzen. Im Gegensatz zu seinem Verhalten der Mutter gegenüber war der Junge im Fremdkontakt auffällig distanziert, freundlich und überangepasst (vgl. Fallakte des Kinderneurologischen Zentrums Bonn).

5.2.2 Schulische Situation

Jonas besuchte vor der Aufnahme auf der Kinderstation die zweite Klasse einer Regelgrundschule. Aus einem Bericht seiner Lehrerin geht hervor, dass sein schulisches Verhalten relativ unproblematisch war, obwohl er Kinder piesackte, wenn er sich unbeobachtet fühlte. Die Lehrerin beschreibt ihn als intelligenten, interessierten und pfiffigen Jungen, der jedoch sehr viel Führung braucht. Sie hat das Gefühl, dass ihm diese Führung von zu Hause fehlt, was sich unter anderem daran zeige, dass er keine Hausaufgaben mache und sich deswegen Schulschwierigkeiten bei ihm ergäben, weil er dem Unterrichtsstoff kaum mehr folgen könne.

Die Lehrerin führte aus diesem Grund ein Gespräch mit Frau H und Jonas. Sie beschreibt, dass die Mutter sich und ihre Probleme dabei in den Fordergrund stellte und Jonas sich währenddessen zurückzog, „wie eine Schildkröte" wirkte. Sie sieht seine schulischen Auffälligkeiten in einem direkten Zusammenhang mit der familiären Situation.

In der Krankenhausschule war Jonas laut Angaben der Lehrerin in der Anfangsphase stets ängstlich abwartend und wirkte manchmal unbeteiligt. Er sprach ausschließlich in gepresster und hoher Stimmlage. Er äußerte sich nie über den empfundenen Schweregrad von Aufgaben, sondern zeigte bei Anforderungen ausgeprägte Somatisierungstendenzen in Form von Magen-, Darm- oder Kreislaufbeschwerden. Hausaufgaben, mit denen er sich überfordert fühlte, wich er durch „Vergessen" aus. In Spielsituationen verhielt er sich sehr zurückhaltend, zeigte dabei weder Interessen, noch emotionale Beteiligung. Im Laufe der Zeit zeigte er sich immer stärker als interessierter und im Kontakt offener und aufgeschlossener Junge, der in der Lage war, lustige Situationen humorvoll zu kommentieren und kein ausweichendes Verhalten bei Anforderungen mehr zeigte. Gegenüber der Lehrerin konnte er Bedürfnisse klar äußern, unproblematisch Hilfe erbitten und auch sein Ausweichverhalten hatte sich aufgelöst. Gegenüber problematischen Mitschülern zeigte sich Jonas sozial kompetent. Gegen Provokationen konnte er sich angemessen verbal abgrenzen und zeigte sich im Konfliktfall versöhnungsbereit. Seine schulischen Leistungen entsprechen gemäß seinem Entwicklungsstand denen eines guten Zweitklässlers (vgl. Fallakte).

5.2.3 Aufnahmeindikation und Diagnose

Aus der oben beschriebenen Familienbiographie wird deutlich, dass die psychosoziale Anamnese geprägt ist durch diffuse, unklare, schwierige und wiederholt wechselnde Familienkonstellationen. Auch zeigt sich eine sich zuspitzende Interaktionsproblematik zwischen Mutter und Sohn, der sich Frau H hoffnungslos ausgeliefert fühlt. Außerdem wird eine Belastung durch die körperlichen Misshandlungen von Jonas und seiner Mutter durch den Kindsvater Herr H sichtbar sowie durch die ausgeprägten Panikattacken der Mutter im Rahmen ihrer eigenen traumatischen Biographie.

Jonas fehlt es in der Familie an Grenzsetzung, Struktur und Begleitung. Er hat keine Person, an der er sich orientieren kann. Seine Mutter ist nicht in der Lage, seinen Bedürfnissen angemessen gerecht zu werden und Jonas´ Signale - meist Provokation - als Versuch, die Mutter zu erreichen, bleiben unbeantwortet. Er wird in die Verantwortung für seine Mutter gedrängt, mit der er überfordert ist. Aus dieser Überforderung heraus spielt er seine Machtposition gegenüber der Mutter aus.

Die Hauptindikation und Ziel der Aufnahe von Jonas in der Kinderpsychiatrie bestand in der Entlastung von Kind und Mutter. Diese wird gewährleistet durch räumliche Trennung und eine professionelle psychotherapeutische Begleitung und Beratung von Mutter und Sohn. Außerdem soll Jonas im therapeutischen Milieu der Station ein intensives, regulierendes Beziehungsangebot erhalten. Zudem sollte die Perspektive für den Jungen geklärt werden, ob er nach dem Aufenthalt wieder in seine Herkunftsfamilie zurückkehrt oder - wie von der Mutter als nötig erachtet - in eine Pflegefamilie vermittelt wird. Während der ersten sechs Wochen, der so genannten diagnostischen Phase, fand außerdem eine intensive psychotherapeutische Diagnostik statt, und darauf aufbauend erhielt Jonas eine entsprechende Therapie sowie individuelle pädagogische Fördermaßnahmen. Während der pädiatrischen und psychologischen Diagnostik zeigten sich bei Jonas verschiedene Problemlagen und Störungsbilder:

- Reaktive Bindungsstörung **(F 94.1)**
- Störung des Sozialverhaltens (familiärer Rahmen) **(F 91.0)**
- Misshandelnder Erziehungsstil (durch Kindsvater) **(T 74.1)**
- Psychische Erkrankung der Kindsmutter (Panikstörung) **(Z 81)**
- Umschriebene Entwicklungsstörung der Grobmotorik**(F 82.0)**
  (Klassifikation nach ICD-10)

Die pädagogische Arbeit mit Jonas fokussierte sich auf dessen massive Bindungsstörung. Im Rahmen des dichten Beziehungsangebotes innerhalb der Bezugsbetreuung sollte er im Stationsalltag „normale" Beziehungsgestaltung kennen lernen und die Möglichkeit erhalten in der Beziehung zu einem Erwachsenen die Rolle des Kindes einnehmen zu können, das versorgt und fürsorglich behandelt wird. Damit zusammenhängend sollte er lernen, dass die Verantwortung für die Bezugsperson bei ihr selbst liegt und nicht bei ihm. Jonas besuchte daher zwei Mal in der Woche eine psychotherapeutische Einzelstunde und nahm zwei Mal in der Woche an der heilpädagogisch geleiteten Spielzimmergruppe teil.

Obwohl die Klassifikation der Bindungsstörungen nach Lieberman und Pawl in der diagnostischen Praxis noch nicht genutzt wird, kann die diagnostizierte Bindungsstörung von Jonas, die sich bereits in der Familienanamnese deutlich abzeichnet, in dieses System eingeordnet werden. Das Verhältnis zu seiner Mutter wird geprägt durch deren massive Panikstörung. Obwohl Frau H bewusst ist, dass sie ihrem Kind damit schadet, braucht sie Jonas doch als ihre sichere Basis, um sich durch ihn in psychisch belastenden Situationen zu stabilisieren. Sie sucht seine Nähe während akuter Angstphasen, sowohl emotional als auch körperlich, was bereits während des Aufnahmegespräches sichtbar war und durch die Mutter selbst auch bestätigt wurde. In weniger akuten Angstphasen wiederum ist sie bestrebt, auf die kindlichen Bedürfnisse ihres Sohnes einzugehen. Sie ist liebevoll, fürsorglich, zärtlich und interessiert, jedoch auch immer bedacht, aggressive Verhaltensweisen von Jonas nicht herauszufordern, da sie nicht in der Lage ist, angemessen auf sie zu reagieren. Sie fühlt sich dem Jungen gegenüber schuldig und bemüht sich, ihm in diesen Phasen eine gute Mutter zu sein.

Jonas wiederum ist mit der Verantwortung für seine Mutter deutlich überfordert und hat eine Strategie entwickelt, mit dieser Überforderung umzugehen. Dadurch, dass er die Verantwortung trägt, ist er in der Beziehung auch der „Überlegene", derjenige, der die Macht hat. Durch diese Position ist es ihm möglich, die unkontrollierbare, überfordernde Beziehung zu kontrollieren, was ihm Sicherheit gibt. Seine Erfahrung hat ihn gelehrt, mit welchen Provokationen oder Drohungen er der Mutter besonders zusetzen kann. Die Drohung weg zu laufen oder sich umzubringen zum Beispiel zeigt, dass ihm bewusst ist, wie stark seine Mutter von ihm abhängig ist und dass sie meint, seinen Verlust unbedingt verhindern zu müssen, indem sie seinen Forderungen nachgibt. Die Mutter wiederum ist bemüht den Gefallen ihres Sohnes zu finden - aus Angst vor neuerlichen Konflikten und Eskalationen, die immer auch lähmende Panikattacken mit sich bringen.

Dieses Bindungsmuster wird von Lieberman und Pawl als Bindungsverhalten mit Rollenumkehr (= Typ 6 ihres Systems der Bindungsstörungen) beschrieben. Die Parentifizierung von Jonas gegenüber seiner Mutter wird deutlich sichtbar. Es ist möglich, dass Jonas weiteres Bindungsverhalten entwickelt hat. Aus der Fallakte geht hervor, dass die Beziehung zwischen ihm und seinem Vater vermutlich geprägt ist durch einen autoritären und gewalttätigen Erziehungsstil. In Anbetracht der Tatsache, dass Jonas durch seinen Vater körperliche Misshandlungen erfuhr, wenn er Anforderungen nicht nachkam oder aus Sicht des Vaters negatives Verhalten zeigte, ist es eventuell möglich, dass er ihm gegenüber ein anderes Bindungsmuster entwickelt hat als zur Mutter, da der Vater Jonas´ Bindungswünsche anders beantwortete. Da jedoch keine Interaktionen zwischen dem Jungen und Herrn H beobachtet werden konnten, kann dies nur eine Vermutung bleiben.

5.3 Verhaltensbeobachtungen auf der Kinderstation

Die gesammelten Verhaltensbeobachtungen umfassen nur eine kurze Zeitspanne von Jonas´ stationärem Aufenthalt. Um einige Verhaltensweisen besser einordnen und verstehen zu können, ist es unabdingbar, zumindest kurz zusammenfassend zu beschreiben, wie sich sein Verhalten von Beginn seiner Aufnahme bis zum Beginn der Beobachtung entwickelt hat.

Aus seiner Fallakte geht diesbezüglich hervor, dass Jonas am Tag seiner Aufnahme sehr ernst wirkte, zurückhaltend und still war. Er machte den Eindruck, als ließe er das Beziehen seines Zimmers und die Neugierde der anderen Kinder einfach über sich ergehen. Er verabschiedete sich von seinen Eltern in seinem Zimmer, wollte sie nicht zur Stationstüre begleiten.

Während der ersten Wochen sprach der Junge sowohl mit Erwachsenen als auch mit Kindern auffallend leise und hoch und verhielt sich Erwachsenen gegenüber sehr zurückhaltend. Er wirkte stets angespannt und war auch bei An- und Nachfrage seitens der Betreuer kaum in der Lage, Wünsche oder Bedürfnisse zu äußern. Außerdem wirkt er immer angespannt. In den Zubettgehsituationen wirkte er häufig traurig und kam nur schwer zur Ruhe, lies Gespräche darüber allerdings nicht zu und wich immer wieder auf andere Themen aus. Jonas konnte kaum eigene Spiel- oder Beschäftigungsideen entwickeln und nur bei Tobespielen anderer Kinder konnte er sich integrieren, wobei seine Stimme dann kräftig und fordernd war. Insgesamt wirkte er von der Stimmungslage eher depressiv.

Nach ca. zwei Wochen begann er, vermehrt Einzelkontakte zu Betreuern zu suchen. Auch schaffte er es über Umwege, Bedürfnisse zu äußern (z. B. „Mein Vater hat gesagt, dass ich gerne gekrault werde."). Auf Nachfrage der Betreuerin, ob sie ihn kraulen solle, reagierte er verhalten, konnte aber dann die Situation aber relativ entspannt genießen. Im Kontakt mit Betreuern sprach er häufig mit kleinkindhafter Stimme und Grammatik, was jedoch im Laufe der nächsten zwei Wochen deutlich abnahm. Er wurde agiler und sprach zunehmend mit klarer und fester

Stimme. Auch war er motivierter, an Freizeitangeboten teilzunehmen und entwickelte vermehrt eigene Beschäftigungsideen. Auch zeigte sich, dass er sich häufiger liebevollen Körperkontakt, insbesondere durch weibliche Betreuer, wünschte. Lange Zeit wirkte er dabei unsicher und hielt direkten Körperkontakt nur schwer aus. Zuwendung mit einem Medium, z. B. eine Massage mit einem Igelball, konnte er jedoch entspannt aushalten und genießen.

5.3.1 Beschreibung und Auswertung von Jonas´ Interaktionen mit Betreuern und Kindern

Interaktionen mit Betreuern
In der Interaktion mit Betreuern waren bei Jonas fünf deutliche, immer wiederkehrende Verhaltensmuster zu erkennen. Zunächst einmal wurde deutlich, dass der Junge häufiger nur in der Lage war, auf indirektem Wege Kontakt zu Betreuern aufzunehmen. Daneben zeigte er im Kontakt eine große Distanziertheit, insbesondere in Bezug auf körperliche Nähe und Zuwendung. Auch war seine Mimik und Gestik stets kontrolliert und wirkte dadurch häufiger unauthentisch. Ebenfalls konnte er Aggressionen nicht offen zeigen, sondern tat dies unterschwellig.

Ein weiteres seiner Verhaltensmuster war Konfliktvermeidung und damit einhergehend oft übermäßig angepasstes Verhalten und der Versuch, andere nicht zu enttäuschen. Die Initiative zur Beziehungsaufnahme ging häufig von Jonas aus, er zeigte aber auch hin und wieder ein indirektes Kontaktbedürfnis. Besonders deutlich wurde diese Kontaktwunsch in einer Situation während des wöchentlichen gemeinsamen Schwimmens aller drei Gruppen der Station. Die Interaktion ereignete sich zwischen Jonas und dem Betreuer Matthias:

Situationsbeschreibung:

Betreuer Matthias sitzt am Beckenrand und spielt mit dem Jungen Nick. Dieser befindet sich im Wasser. Beide haben eine Wasserpistole und spritzen sich gegenseitig nass. Sie sind sehr laut und lachen viel.

Jonas liegt mit dem Oberkörper auf einer Schwimmmatte und paddelt langsam mit den Beinen. Er ist weiter von Nick entfernt, schwimmt aber langsam von links auf ihn zu. Sein Gesicht wirkt entspannt, er beobachtet das Spiel genau und lässt dabei Matthias nicht aus den Augen.

Immer wenn dieser lacht, grinst Jonas leicht und weitet die Augen. Als Matthias kurz Blickkontakt mit Jonas aufnimmt, hellt sich dessen Gesicht auf und er lächelt starr. Sein Mund öffnet sich kurz, als wolle er etwas sagen. Als der Betreuer den Blickkontakt hält, paddelt Jonas zur Treppe, klettert aus dem Wasser

*und geht direkt auf Matthias zu. Er steigt in das Spiel ein, lacht laut und be-
ginnt, Matthias nass zu spritzen, woraufhin dieser mit ihm rauft.*
*Während des Spieles beachtet Jonas Nick, der weiterhin beteiligt ist, nicht wei-
ter, sondern ist vor allem auf den Betreuer bezogen.*

Auswertung:

Aus dieser Beobachtung wird deutlich, dass Jonas sehr interessiert ist an
einem Kontakt mit Matthias, ihn aber nicht offensiv aufnehmen kann.
Vielmehr paddelt er in die Nähe von Nick, ist dabei aber offenbar nicht
daran interessiert, mit ihm zu spielen, sondern scheint zu bezwecken,
von dem Betreuer, der im Spiel auf den anderen Jungen bezogen ist, gesehen und beachtet zu werden. Er beobachtet Matthias permanent und
vollzieht dessen Reaktionen mit, so als nehme er bereits an dem Spiel
teil, bleibt dabei jedoch weiterhin abseits. Erst als Matthias den Blickkontakt mit Jonas aufnimmt, der Kontakt also durch den Betreuer hergestellt
ist, wird der Junge aktiv und steigt ausgelassen in das Spiel ein. Auf der
einen Seite sucht er den Kontakt, auf der anderen Seite zögert er, seinen
Kontaktwunsch direkt und offensiv auszudrücken. Dieses Muster zeigte
sich insbesondere, wenn der Betreuer mit dem Jonas Kontakt wünschte,
bereits mit anderen Kindern in Interaktion war.

Auch in weiteren Situationen, in denen andere Kinder beteiligt waren,
war Jonas häufig nur indirekt teilhabend. Er beteiligte sich nicht, sondern beobachtete und wartete ab, bis ihm Beziehung angeboten wurde.
Wünschte er einen Kontakt, hielt er sich in der Nähe des Betreuers auf,
war still und fast unbeweglich, bis dieser sich ihm zuwandte. Dies konnte durchaus in Form von direkter Ansprache geschehen. Häufig jedoch
genügte es Jonas bereits, wenn der Betreuer Blickkontakt zu ihm auf-
nahm. Erst dann war es dem Jungen möglich, aktiv mit dem Betreuer in
Interaktion zu treten. Reagierte dieser jedoch nicht auf Jonas´ „Annähe-
rungsversuch", wandte sich der Junge ab und beschäftigte sich alleine
mit anderen Dingen.

Ungefähr zur Hälfte des Beobachtungszeitraums zeigte sich, dass Jonas,
besonders im Einzelkontakt mit Betreuern sicherer wurde und auch von
sich aus zaghaft aber immer sicherer Beziehung suchte. Sobald allerdings mehrere Kinder anwesend waren, zog er sich wieder in das alte
Verhaltensmuster zurück.

Es zeigte sich, dass es dem Jungen trotz seines Kontaktwunsches schwer
fiel, sich auf die Nähe eines Einzelkontaktes mit einem Betreuer einzulassen. In solchen Situationen vermied er Körperkontakt, indem er körperlich Abstand zum Betreuer hielt und wählte weniger persönliche

Spiele oder Gesprächsthemen. Auch hatte Jonas Schwierigkeiten, seine Emotionen verbal oder mimisch zu äußern. Während der Interaktionen lächelte er überwiegend, unabhängig davon, ob es der Situation angemessen war oder nicht. Beobachtete er hingegen Betreuer mit denen er nicht in direktem Kontakt stand, so vollzog er deren emotionale Äußerungen mit und ahmte häufig deren Gesichtsausdruck nach. Auch Aggressionen äußerte Jonas Betreuern gegenüber nicht offen und direkt, weder körperlich noch verbal. Er zeigte jedoch eine Tendenz zu unterschwellig aggressivem Verhalten. Eine Interaktion, in der sich dies zeigte, ereignete sich auf dem Weg zum wöchentlichen Schwimmen in das Schwimmbad der Kinderpsychiatrie,:

Situationsbeschreibung:

- *Jonas geht mit der Gruppenbetreuerin Beate auf einer Höhe. Beate hält Jonas die Türe zum Schwimmbad auf, da diese recht schwer ist.*
- *Beate: „So, rein mit dir."*
- *Jonas: „Hast du dir schon überlegt, was wir heute basteln?" - Feste Stimme.*
- *Beate: „Wie, basteln?" - Sie blickt Jonas irritiert an.*
- *Jonas: „Na, wir basteln doch heute. Statt Kinderkino." - Bestimmender Tonfall.*
- *Beate: „Wann haben wir das denn abgesprochen?"*
- *Jonas: „Das habe ich entschieden."*
- *Beate: „Es wäre aber nett, wenn du mich fragen würdest, ob ich dazu Lust habe, statt für mich mit zu entscheiden."*
- *Jonas lächelt Beate starr an. Er beginnt gleichzeitig seine Schuhe auszuziehen.*
- *Beate: „Weißt du, es könnte ja sein, dass ich heute lieber Kinderkino gucken möchte."*
- *Jonas: „Mh, hast du denn Lust, mit mir zu basteln?" - Er meidet Blickkontakt.*
- *Beate: „Ja, eigentlich habe ich schon Lust, aber nicht wenn du das einfach für mich bestimmst."*
- *Jonas: „Dann habe ich ja richtig entschieden."*
- *Beate: „Trotzdem musst du Leute immer erst fragen, ob sie etwas machen wollen, du kannst nicht einfach für andere entscheiden."*
- *Jonas: „Wieso? Das ist doch gut für die anderen." - Er spricht den Satz mit piepsiger Stimme und läuft dann zu den Umkleidekabinen - und damit aus der Situation raus.*

Auswertung

Die Frage: „Hast du dir schon überlegt, was wir heute basteln?", mit der Jonas das Gespräch beginnt, ist sehr klar und offensiv. Sie lässt zunächst keinen Zweifel daran, dass das gemeinsame Basteln eine festgelegte Tatsache ist, weshalb die Betreuerin verwirrt reagiert, da ihr dies nicht bekannt ist. Auf ihre Frage gibt er unumwunden und selbstverständlich zu, dass dies nicht abgesprochen ist, sondern vielmehr er dies bestimmt hat. Aus seinem festen und bestimmten Tonfall geht hervor, dass es für Jonas keinen Zweifel zu geben scheint, dass er damit richtig gehandelt hat. Als Beate ihm jedoch deutlich macht, dass sie es nicht gutheißt, dass er ohne Absprache für sie entscheidet, wird Jonas unsicher. Er lächelt, und entzieht sich der Betreuerin, indem er sich von ihr abwendet, die Schuhe auszieht und so den Blickkontakt meidet. Ihm wird scheinbar klar, dass sein Verhalten bei der Betreuerin auf Missfallen gestoßen ist. Dennoch bleibt er bei seiner Meinung, richtig gehandelt zu haben und äußert dies auch. Als die Betreuerin noch einmal betont, dass sein Verhalten nicht angemessen war, antwortet er: „Wieso? Das ist doch gut für die anderen." Diese Äußerung hat einen eindeutig provokativen Charakter. Indem Jonas das von der Betreuerin als richtig proklamierte Absprachentreffen negiert und behauptet, dass sein alleiniges Entscheiden gut für die anderen sei, wird deutlich, dass er seine Ansprüche nicht dialogisch aushandeln kann. Vielmehr zwingt er anderen seine Vorstellungen auf. Obwohl er das Missfallen der Betreuerin darüber offensichtlich wahrnimmt, verhandelt er nicht und kämpft auch nicht für seine Position. Statt die Situation zu klären, entzieht er sich ihr und vermeidet so eine direkte Auseinandersetzung.

Diese Art und Weise, mit Konflikten umzugehen war für Jonas ein typisches Verhalten. Es zeigte sich allerdings nur bei den Betreuern seiner Gruppe und gegenüber der Betreuerin, die einmal wöchentlich eine Bastelgruppe anbot, an der auch Jonas teilnahm. Es beschränkte sich also eindeutig auf Personen, zu denen er ein intensiveres Verhältnis hatte als zu anderen. Bei den übrigen Betreuern umging er dagegen Konflikte gänzlich, indem er es vermied, eigene Ideen, Wünsche und Vorstellungen zu äußern.

Weiterhin zeigte sich, dass Jonas häufig bemüht war, Betreuer nicht zu enttäuschen oder zu verletzen:

Situationsbeschreibung:

Am Nachmittag hatte sich Jonas mit der Betreuerin Beate zum Basteln am A-bend verabredet. Zwischenzeitlich hat er mit dem Betreuer Holger ein Puzzle

begonnen, an dem Holger weiter arbeitet, während Jonas und Beate den Basteltisch vorbereiten. Jonas ist dabei unkonzentriert und schaut immer wieder zu
Holger und dem Puzzle.

- Beate: „Jonas du musst dich schon entscheiden was du machen möchtest,
  Basteln oder Puzzeln."
- Jonas: „Mhm, Basteln." Er wirkt angespannt. Schaut Beate nicht an.
- Beate: „Du kannst ruhig puzzeln, wenn du magst. Wir können die
  Schatztruhe ja dann morgen basteln."
- Jonas legt den Kopf schief, schaut Beate von unten an: „Morgen basteln."
  Er spricht in hoher, kleinkindhafter Stimmlage.
- Beate: „Ja alles klar, dann komm, wir räumen die Bastelsachen in den
  Schrank, dann haben wir sie morgen direkt."
- Jonas wirkt gelöst, räumt fröhlich auf und setzt sich zu Holger. „Willst
  du mitmachen?" fragt er Beate. Diese nimmt die Einladung an.

Auswertung

Während Jonas und Beate den Basteltisch vorbereiten, ist der Junge nicht
ganz bei der Sache und blickt immer wieder zum Puzzle hinüber. Er ist
nicht dazu fähig, eine Entscheidung zu treffen zwischen seinem Wunsch,
weiter zu puzzeln und seiner, Verpflichtung mit Beate zu basteln, die er
mit der Verabredung am Nachmittag eingegangen war. Ebenso kann er
dieses Problem Beate gegenüber nicht verbal äußern. Als die Betreuerin
ihn vor die Wahl stellt, entscheidet er sich zögernd und ohne sie anzu-
schauen fürs Basteln. Dies entspricht offensichtlich jedoch nicht seinem
wahren Wunsch. Die Betreuerin erkennt dies und entspannt die Situation für Jonas, indem sie ihm als Alternative anbietet, am nächsten Tag
basteln zu können. Das Kind nimmt dies an, ist dabei allerdings weiterhin unsicher. Erst als Beate gelassen reagiert und mit ihm beginnt, den
Tisch aufzuräumen entspannt sich Jonas und kann sich gelöst dem Puzzle widmen. Wie, um die Betreuerin dafür zu entschädigen, dass er nicht
mit ihr basteln will, fragt er sie, ob sie nicht gemeinsam spielen wollen.

Zusammenfassung

Aus den oben beschriebenen Verhaltensmustern, die Jonas in Interaktionen mit Betreuern zeigte, werden bereits Defizite und Schwierigkeiten bei seinem Umgang mit und seinem Verhalten in Beziehungen deutlich, die seine Bindungsstörung charakterisieren.

Aus der ersten Situation im Schwimmbad geht hervor, dass er Schwierigkeiten mit direkter Kontaktaufnahme hat, auch wenn er sich eine Interaktion wünscht. Er zeigt eine große Ambivalenz. Einerseits wünscht er sich Beziehung, andererseits fehlen ihm jedoch der Mut und das Handwerkszeug, diese aktiv einzugehen. Daher nimmt er auch in Kauf, wenn die Kontaktaufnahme scheitert. Darin zeigen sich die Unsicherheit und die Angst vor der Möglichkeit, mit seinem Bindungswunsch abgelehnt zu werden und damit eine große Enttäuschung zu erfahren. Sucht er den Kontakt nun auf indirektem Wege und reagiert die gewünschte Beziehungsperson nicht, so ist die Enttäuschung und das Gefühl des Abgewiesenwerdens nicht so groß. Geht die Initiative in Jonas´ Augen jedoch eindeutig vom Betreuer aus, so kann er sicher sein, dass seinem Bedürfnis nach Kontakt entsprochen wird.

Dieses Misstrauen gegenüber der Beständigkeit von Beziehungen zeigt sich ebenfalls in der kontrollierten Mimik sowie seiner Unfähigkeit, emotionale Nähe im Einzelkontakt zuzulassen. Letzteres stellt für ihn einen Schutz dar für den Fall, dass die Beziehung scheitert. Auch scheint Jonas bemüht, sein Gegenüber zu schonen und nicht zu verärgern. Es wird deutlich, dass er Beziehungen nur wenig Vertrauen entgegen bringt und fürchtet, dass sie durch ein Fehlverhalten seinerseits zerstört werden könnten. Daher bleibt er stets sehr kontrolliert und angespannt. Aus diesem Grund können seine Beziehungen zu Betreuern nur oberflächlich bleiben, da Jonas sich nicht wirklich als eigenständiger Interaktionspartner einbringt.

Aus dieser Unsicherheit heraus ergibt sich, dass der Junge in der pädagogisch-therapeutischen Beziehungsgestaltung zunächst einmal die Sicherheit braucht, dass seine Bindungswünsche nicht abgewiesen werden. Die Betreuer müssten sehr sensibel auf ihn achten und ihm kontinuierlich von sich aus Beziehung anbieten, sobald deutlich wird, dass er dies wünscht - auch dann, wenn er diesen Wunsch nicht direkt äußert. Auf diese Weise würde Jonas erfahren, dass eine Gegenseitigkeit in der Beziehung besteht und er nicht abgewiesen wird, sondern vielmehr auch sein Gegenüber Beziehung wünscht. Dies kann ihm erst die Basis für die Sicherheit der direkten Kontaktaufnahme bieten.

In der Situation zwischen Jonas und Beate auf dem Weg ins Schwimmbad zeigt sich, dass Jonas nicht in der Lage ist, seine Ansprüche mit seinem Gegenüber zu verhandeln. Für ihn erscheint es normal, Entscheidungen für andere in seinem Sinne zu treffen. Darin offenbart sich ein Teil des gestörten Bindungsmusters zwischen Jonas und seiner Mutter. Der Junge übernimmt darin die Rolle desjenigen, der Entscheidungen trifft und der die Verantwortung trägt. Dieses Muster ist ihm bekannt und er überträgt es auch auf Beziehungen zu anderen Personen. Da die Betreuerin ihm sein Verhalten in der Situation nicht bewusst macht und Jonas scheinbar ohne Einsicht aus der Interaktion geht, zeigt sich, dass er das Spiegeln seines Verhaltens durch die Betreuer braucht. Ihm muss bewusst gemacht und erklärt werden, wie er sein Verhalten verändern kann, damit er sich in „normalen" Interaktionen und Beziehungen leichter zurecht finden kann. Es zeigt sich also, dass Jonas ein Modell braucht, an dem er Beziehungs- und Bindungsverhalten erlernen kann.

Vergleicht man das Verhalten des Jungen gegenüber Betreuern mit den Informationen über Jonas´ häusliches Verhalten, so zeigen sich aber auch Unterschiede. Die im familiären Rahmen stattfindenden massiven körperlichen und verbalen Aggressionen und Provokationen zeigt er in Bezug auf die Betreuer nicht. Dies kann darauf zurückgeführt werden, dass die Art der Beziehung eine andere ist, als in der Familie. Sie ist weniger eng und die Beziehungsmuster sind nicht gefestigt. Außerdem treten die Betreuer dem Jungen mit völlig anderen Beziehungsmustern gegenüber, was seinerseits ein anderes Verhalten erfordert, bzw. ihn in seinem Beziehungsverhalten verunsichert.

Interaktionen mit Kindern

Jonas hatte nur wenig Spielkontakte mit anderen Kindern. Waren Betreuer anwesend, war er überwiegend ihnen zugewandt und ging kaum auf andere Kinder ein, auch dann nicht, wenn eine gemeinsame Aktion wie Gruppenspiele angeboten wurde. War kein Betreuer verfügbar, beschäftigte sich der Junge überwiegend alleine in seinem Zimmer. Schloss er sich dennoch Spielen an, so gingen der Kontaktwunsch und die Initiative nicht von Jonas, sondern von den anderen Kindern aus. Er beteiligte sich selten länger als zehn Minuten an Spielen. und überwiegend nahm er an Tobespielen teil. Dabei nahm er nur oberflächlichen Kontakt zu den beteiligten Kindern auf. Sein Spiel war wenig dialogisch, vielmehr verfolgte er seine eigene Spielidee und versuchte, diese dominant durchzusetzen. Nahmen die Kinder seine Vorstellungen nicht an, so kämpfte er nicht um seine Position und war auch nicht in der Lage, Kompromisse auszuhandeln, sondern zog sich stattdessen aus dem Spiel zurück. Es wurde deutlich, dass Jonas Kindern gegenüber seine Interessen verbal gut vertreten konnte und auch dazu fähig war, sich bei Konflikten mit anderen Kindern verbal zu verteidigen. Ebenso zeigte sich, dass er im Kontakt zu Gleichaltrigen die Tendenz zu nonverbalen,

Kontakt zu Gleichaltrigen die Tendenz zu nonverbalen, aggressiven Verhaltensweisen hatte:

Situationsbeschreibung

- *Mark und Jonas sitzen im Schwimmbecken gemeinsam auf einer Schwimmmatte. Mark beginnt damit, die Matte umzuwerfen. Jonas steigt in das Spiel mit ein.*
- *Mark will ein Spiel mit Jonas beginnen und spricht mit ihm. Dieser reagiert nicht auf Marks Aufforderung. Beide spielen daraufhin nebeneinander auf der Matte. Jonas ist hauptsächlich abgewandt.*
- *Mark sucht immer wieder verbal Kontakt. Als Jonas weiterhin nicht reagiert, spielt Mark alleine mit einer Taucherbrille.*
- *Jonas beobachtet Mark aus den Augenwinkeln und beginnt immer wieder, die Matte, auf der Mark sitzt, umzuwerfen (ca. 13 Mal). Dabei beobachtet er ihn. Während des Umwerfens hat er die Lippen fest zusammen gekniffen, die Stirn gerunzelt.*
- *Nachdem Mark in das Umwerfen einsteigt, hört Jonas auf und beginnt, ihm Wasser ins Gesicht zu spritzen. Mark geht spielerisch darauf ein, woraufhin Jonas das Interesse verliert.*
- *Die beiden bleiben nebeneinander auf der Matte. Mark spielt für sich, Jonas sitzt mit dem Rücken zu ihm gewandt und wirkt abwesend.*

Auswertung

Trotz der mehrfachen direkten Kontaktaufnahme von Mark geht Jonas nicht darauf ein, sondern ignoriert die Aufforderungen des Jungen. Erst als Mark alleine spielt, beginnt Jonas, die Matte immer wieder umzuwerfen, wodurch der andere Junge in seinem Spiel gestört wird. Als dieser sich Jonas anschließt, beginnt der, ihm Wasser ins Gesicht zu spritzen. Es wirkt, als versuche Jonas den anderen Jungen zu provozieren und auf das aggressive Verhalten entsprechend zu antworten. Dabei beobachtet er dessen Reaktionen genau. Da Mark diese Provokation jedoch als Kontaktaufnahme und Spiel versteht und entsprechend darauf eingeht, wendet sich Jonas von ihm ab, weil dies nicht die erwartete Reaktion darstellt. Obwohl er sich im Folgenden von Mark abwendet und so Kontakt vermeidet, bleibt er dennoch bei dem Jungen auf der Matte sitzen. Dieses ambivalente Verhalten kann bedeuten, dass Jonas auf der einen Seite nicht in der Lage ist, einen direkten Spielkontakt mit Mark einzugehen bzw. eine Auseinandersetzung mit ihm zu provozieren, auf der andern Seite aber dennoch den Wunsch nach Kontakt und Nähe hat, weshalb er bei dem Jungen bleibt.

Zusammenfassung

Es wird deutlich, dass Jonas Schwierigkeiten hatte, angemessene Spielkontakte zu Gleichaltrigen zu knüpfen, was ebenfalls aus seiner Bindungsstörung resultiert. Aufgrund der Parentifizierung in der Beziehung zu seiner Mutter, in der er die Verantwortung für sie übernehmen musste und die Funktion des Erwachsenen einnahm, erlernte er Beziehungsmuster und -verhalten, das ihn von anderen Kindern isolierte, ihn vielmehr an seine Mutter band. So hatte er nicht die Gelegenheit, zu lernen, altersangemessene Freundschaften zu knüpfen oder ein adäquates Spielverhalten zu entwickeln. Jonas bedarf also der Förderung von Kontakten zu Gleichaltrigen und der Anleitung durch die Betreuer im Gestalten von Spielbeziehungen. Außerdem zeigt sich, dass er offenbar eine große Wut in sich trägt, jedoch Aggressionen nicht situationsangemessen äußern kann. Betreuern gegenüber äußert er sie nie direkt, jedoch im Kontakt mit Kindern, dann allerdings - wie oben geschildert - offenbar nicht unmittelbar durch die anderen Kinder begründet. Daraus geht hervor, dass Jonas Hilfe und Unterstützung dabei braucht, zu lernen, wie er seine Aggressionen auf angemessenem Wege sowie personen- und situationsgerichtet äußern kann.

5.3.2 Beschreibung und Auswertung der Beziehung und Interaktionen zwischen Jonas und seiner Bezugsbetreuerin

Als Jonas auf der Station aufgenommen wurde, hatte Silke bereits seit längerer Zeit ein Bezugskind. Wie auf der Station üblich, wurde Jonas zunächst keinem Bezugsbetreuer zugeteilt, sondern dies sollte erst nach der ersten Phase der Eingewöhnung geschehen. Im Laufe der Zeit wurde deutlich, dass Jonas verstärkt Kontakt zu Silke suchte, dabei aber immer sehr zurückhaltend blieb. Ca. einen Monat vor Beginn der Beobachtung wurde das vorherige Bezugskind von Silke entlassen. Das Gruppenteam hatte bereits besprochen, dass sie vermutlich Ben als Bezugskind nehmen sollte, da er eine recht enge Beziehung brauchte und der ursprünglich für ihn ausgewählte Bezugsbetreuer aufgrund von Krankheit nur wenig und unregelmäßig anwesend war.

Am Tag der Entlassung von Silkes Bezugskind wurde am Vormittag eine Abschiedsparty gefeiert. Kurze Zeit, nachdem diese vorüber war und das Kind die Station verlassen hatte, kam Jonas zu ihr und sagte in einem Gespräch über Abschiede und Bezugsbetreuer: „Es wäre schön, wenn du meine Bezugsbetreuerin wärst." Als Silke ihn daraufhin fragte, warum er sich dies wünsche, antwortete er, dass sie dann ganz viel miteinander spielen würden und sie viel Zeit für ihn hätte und ihn immer ins Bett bringen könnte.

Aufgrund dieser deutlichen Wunschäußerung, die in Anbetracht von Jonas´ Schwierigkeit, Bedürfnisse und Wünsche zu verbalisieren, eine große Leistung darstellte, kamen Betreuerin und Gruppenteam zu dem Schluss, dass es für Jonas' Entwicklung und die Förderung seiner Bindungsfähigkeit positiv wäre, wenn Silke tatsächlich seine Bezugsbetreuerin würde und dass es sich umgekehrt negativ auswirken könnte, wenn seinem Wunsch nicht entsprochen würde. Außerdem war die Betreuerin dem Jungen gegenüber positiv eingestellt und hatte einen guten Zugang zu ihm, so dass dieser Idee nichts mehr entgegen stand und Silke die Bezugsbetreuerschaft übernahm. Jonas freute sich darüber und äußerte dies auch häufig. Es wurde deutlich, dass ihm die Besonderheit des Bezugsbetreuers bewusst war und er sich vom ersten Tag an besonders auf Silke bezogen hatte.

Im Laufe der Beobachtung stellte sich heraus, dass die Beziehung zwischen Jonas und seiner Bezugsbetreuerin sich von seinen Beziehungen zu anderen Betreuern unterschied. Auffälligstes Merkmal war, dass er im Gespräch mit Silke mit hoher, leiser und kleinkindhafter Stimme sprach, bei anderen Betreuern und Kindern jedoch überwiegend mit klarer, fester Tonlage. Wenn neben Silke noch andere Personen an einem Gespräch beteiligt waren, wechselte er in seiner Stimmlage hin und her, je nach dem, mit wem er redete. Um Jonas dies bewusst zu machen, sprach die Betreuerin ihn in einer Einzelsituation freundlich darauf an und sagte, dass sie es eigentlich viel schöner fände, wenn er mit ihr auch mit seiner echten Stimme spräche. Jonas reagierte darauf, indem er mit einer schnellen, erschrocken wirkenden Bewegung den Kopf ein- und die Schultern hochzog. Dann legte er den Kopf schief, sah Silke an und antwortete in hohem Tonfall: „Ja." Auch im weiteren Verlauf schaffte er es nicht, „normal" mit Silke zu sprechen, auch dann nicht, wenn sie ihn darauf aufmerksam machte. Es stellte sich heraus, dass der Junge mit seiner Mutter ebenso „piepsig" sprach - so wie auch die Mutter mit ihm.

Ebenso wie bei anderen Betreuern war Jonas nicht in der Lage, Silke gegenüber seine Emotionen mimisch oder verbal auszudrücken. War er traurig oder hatte er körperliche Schmerzen, so wandte er sich nicht an sie und versuchte seine Tränen zu unterdrücken.

In den Interaktionen mit Silke zeigte der Junge außerdem weitere typische Verhaltensweisen. Zunächst zeigte sich, dass er seiner Bezugsbetreuerin gegenüber seine Kontaktwünsche ebenfalls überwiegend indirekt äußerte. Es zeigte sich auch, dass er Kuschelkontakte zwar wünschte, diese jedoch nur schwer aushalten konnte. Auch war Jonas besonders stark auf Silke bezogen, beobachtete sie stets und war vereinnahmend. Er zeigte weiterhin Unsicherheit in Bezug auf die Beständigkeit der Beziehung zwischen ihnen, weshalb er sie immer wieder auf die

Probe stellte. Ebenso wurde erkennbar, dass er Schwierigkeiten hatte, fürsorgliches Verhalten von Silke anzunehmen. Besonders fiel auf, dass er seiner Bezugsbetreuerin häufig indirekte verbale Aggressionen entgegen brachte.

Folgende Szene auf dem Spielplatz zeigt, welche Schwierigkeiten es Jonas bereitet, den Wunsch nach Kuschelkontakten zu artikulieren:

Situationsbeschreibung:

- *Jan kommt zu Silke, steht vor ihr: „können wir kuscheln?" - Silke: „Klar, komm auf meinen Schoß."*
- *Jan krabbelt auf ihren Schoß, schmiegt sich an sie und lehnt den Kopf an ihre Schulter. Silke krault ihm den Rücken.*
- *Jonas steht in der Nähe und beobachtet die beiden. Seine Miene ist ernst, er wirkt angespannt. Er ist Silke zugewandt, lässt sie nicht aus den Augen.*
- *Silke schaut zu Jonas und nimmt Blickkontakt mit ihm auf. Sie lächelt ihn offen und freundlich zugewandt an. Jonas´ Gesichtsausdruck verändert sich augenblicklich, er weitet die Augen und lächelt.*
- *Silke: „Hey, na Jonas!" Sie ruft fröhlich. Jonas kichert verhalten und nähert sich langsam und steifbeinig. Zögerlich legt er seinen Kopf an Silkes Schulter, mit nur sehr leichtem Kontakt.*
- *Silke freundlich und fragt leise: „Jonas, möchtest du auch ein bisschen kuscheln?" - Jonas: „Mh, ja." Seine Stimme ist leise und hoch.*
- *Silke nimmt ihn in den Arm und bietet ihm ihr freies Bein an. Jonas nimmt lächelnd das Angebot an und setzt sich steif auf Silkes Schoß. Er sitzt angespannt und unsicher, mit sehr viel Distanz zwischen ihnen beiden.*
- *Silke krault ihm den Rücken und sagt ruhig: „Weißt du Jonas, wenn du kuscheln möchtest, kannst du einfach zu mir kommen und das sagen, o.K.? Sonst weiß ich ja gar nicht, dass du kuscheln willst."*
- *Jonas nickt lächelnd. Nach kurzer Zeit gleitet er von ihrem Schoß, stellt sich ihr gegenüber und beginnt ein Gespräch über Gras.*

Auswertung:

Jonas kann erst auf Silke zugehen, nachdem sie durch ihren Blick Kontakt zu ihm aufgenommen hat. Auch dann zögert er noch, von sich aus Körperkontakt herzustellen und legt lediglich seinen Kopf zaghaft an ihre Schulter. Erst als die Betreuerin ihn ausdrücklich einlädt, nimmt er auf ihrem Schoß Platz. Doch auch dabei wirkt er angespannt und kann sich nicht auf die Nähe des Kontaktes einlassen. Er schafft so viel Distanz zwischen sich und Silke wie nur möglich. Diese überbrückt die Distanz, indem sie beginnt, den Rücken des Jungen zu kraulen. Als Silke ihm spiegelt, dass er immer zu ihr kuscheln kommen kann und sie ihn besser verstünde, wenn er sie direkt fragte, nimmt er dies zwar zur Kenntnis, dennoch verhilft ihm weder diese Zusage, noch die Initiative von der Betreuerin, sich zu entspannen. Er kann den direkten Körperkontakt nicht lange aushalten und beendet ihn, indem er von Silkes Schoß aufsteht, wodurch sich die Situation für ihn entspannt.

In der Interaktion zeigt sich ebenfalls, dass Silkes Kontakt mit Jan von dem Jungen sehr genau beobachtet wird. Dieses Verhalten zeigte Jonas durchgängig. Er beobachtete Silke stets genau, insbesondere, wenn sie sich mit anderen Kindern beschäftigte. Er blieb so lange in seiner Beobachterrolle, bis sie sich ihm zuwandte. Daraus geht hervor, dass Jonas auch in der besonderen Beziehung zu seiner Bezugsbetreuerin nicht in der Lage war, seine Kontaktwünsche offensiv auszudrücken, sondern vielmehr intensiv darauf achtete, wann Silke den Kontakt zu ihm aufnimmt, um darauf reagieren zu können .

War seine Bezugsbetreuerin im Dienst, so suchte Jonas hauptsächlich Kontakt zu ihr, blieb stets in ihrer Nähe und hatte nur dann Spielkontakte zu Kindern, wenn Silke ebenfalls beteiligt war.

Jonas zeigte sich in Bezug auf die Beständigkeit der Beziehung zu Silke unsicher. Insbesondere, wenn diese längere Zeit dienstfrei hatte und danach auf die Station zurückkehrte, stellte Jonas die Beziehung auf die Probe:

Situationsbeschreibung:
- *Ort: In der Gruppe. - Silke beginnt den Spätdienst nach drei Tagen Urlaub und kommt in die Gruppe. Silke: „Hallo Tigerkinder!"*
- *Ben, Kevin und Jan stürmen laut rufend auf Silke zu. Diese nimmt die Kinder in den Arm: „Na, wie geht es euch? Hallo Jonas." Silke grüßt ihn über die anderen hinweg.*
- *Jonas steht abseits, hat einen Zettel in der Hand. Er wartet mit ernstem Gesicht, bis sich die anderen Kinder von Silke lösen.*
- *Jonas: „Silke, ich habe einen Brief für dich." Er spricht mit hoher Stimme und bewegt sich steif, als er den Brief überreicht, lächelt.*
- *Silke: „Oh, das ist aber lieb, danke." Sie faltet den Brief auf und liest `Die Silke war am Donnerstag mit mir Eis essen. Dann war sie ganz lange nicht da.´*
- *Jonas beobachtet Silke genau, während diese liest.*
- *Silke: „Was meinst du damit, dass ich ganz lange nicht da war?"*
- *Jonas:" Du bist immer so lange weg, du bist nie da." Er blickt zu Boden, spricht kleinkindhaft und lächelt.*

- *Silke: „Ich habe dir aber am Donnerstag erklärt, dass ich frei habe übers Wochenende und wir uns ab heute eine Woche lang sehen. Auch wenn ich frei habe, vergesse ich dich nicht."*
- *Jonas blickt noch immer auf den Boden, nimmt Silke dann den Brief aus der Hand.*
- *Jonas: „Na gut." Dann geht er aus der Gruppe und so aus dem Kontakt.*

Auswertung:

Seine Gefühle über Silkes Abwesenheit kann Jonas ihr nicht auf direktem Wege mitteilen, sondern hat sich den Brief als Medium gewählt, um sie indirekt zu vermitteln. Er beobachtet ihre Reaktion auf seine Mitteilung genau. Als sie ihm versichert, dass sie ihn auch dann nicht vergisst, wenn sie abwesend ist, reagiert Jonas nicht. Es scheint, als könne diese Antwort sein Bedürfnis nach Sicherheit und Kontinuität in Bezug auf Silkes Zuneigung zu ihm nicht befriedigen. Statt mit der Betreuerin in Kontakt zu bleiben, entzieht er sich der Situation. Damit war es wieder Silke überlassen, auf ihn zu zugehen.

Ähnliche Verhaltensweisen zeigte Jonas stets nach einer längeren Trennung von seiner Bezugsbetreuerin. Einige Zeit danach provozierte Jonas immer wieder Situationen, in denen sie ihm bestätigen musste, dass sie weiterhin Interesse an ihm hat und sich um ihn kümmert. Diese Suche nach Bestätigung der Beziehung war durchgängig latent zu beobachten. Nach Trennungen trat dieses Verhalten jedoch verstärkt auf und hielt einige Zeit in dieser Form an.

Auch zeigte der Junge Schwierigkeiten, Fürsorge von Silke zu verstehen und anzunehmen. So schnitt er in einer Situation Tomaten mit einem scharfen Messer. Als Silke ihn daraufhin bat, vorsichtig zu sein, fragte er: „Warum sagst du das?" Als sie ihm erklärte, dass sie sich um ihn sorge, weil sie ihn gerne habe, antwortete er nicht direkt, sondern wandte den Blick ab, öffnete den Mund mehrere Male, als wolle er etwas sagen, errötete dann und erklärte leise: „Ich kann das schon!"

Silke gegenüber zeigte Jonas stärker als bei anderen Betreuern verbale Aggressionen. Diese waren häufig indirekt, allerdings auch oft deutlich und unmittelbar:

Situationsbeschreibung
- *Ort: Auf einem Tretboot im Phantasialand. Jonas und Silke sitzen gemeinsam in einem Boot.*

- *Silke: „Guck mal, Jonas, das ist der Hebel zum Lenken. Wenn du ihn nach rechts drückst,schwimmen wir nach links, und wenn man ihn nach links drückt, fährt das Boot nach rechts."*
- *Jonas: „Ich will lenken, du kannst das sowieso nicht." Lächelt, spricht hoch: „Du machst immer alles falsch."*
- *Silke: „Wie meinst du das." Ihr Tonfall ist neutral.*
- *Jonas: „Na, dass du eben alles falsch machst."*
- *Silke lässt dies so stehen, die beiden paddeln ein Stück vorwärts. Sie rutscht plötzlich mit dem Fuß vom nassen Pedal ab.*
- *Jonas: „Du kannst das nicht."*
- *Silke: „Es ist nicht besonders nett wenn du mir immer wieder sagst, dass ich etwas nicht kann."*
- *Jonas: „Wieso?" Lächelt.*
- *Silke: „Na ich fühle mich dabei nicht besonders gut. Stell dir mal vor, ich würde dir den ganzen Tag sagen, dass du nicht gut malen kannst, oder sowieso immer alles falsch machst, wie würdest du dich da fühlen?"*
- *Jonas: „Gut." - Silke: „Das glaube ich dir nicht." - Jonas: „Mh." Beide schweigen.*
- *Silke: „Guck mal da vorne sind Matthias und Nick. Wollen wir zu ihnen fahren?" Jonas: „Ja, dann bringen wir sie zum kentern." Er reißt die Augen auf, lächelt weiterhin.*

Auswertung:

Diese Situation verdeutlicht das typische Muster, nach dem Jonas verbale Aggressionen gegenüber seiner Bezugsbetreuerin ausdrückte. Er machte ihr allgemeine Vorwürfe oder warf ihr aus dem Nichts heraus vor, dass sie konkrete Fähigkeiten nicht besitze wie z. B. Tretbootfahren, Basteln oder Singen. Er zeigte dabei ein feines Gespür dafür, in welcher Situation welche Äußerungen bei Silke besonders verletzend wirken könnten. Seine Vorwürfe wirkten so, als erwarte er von ihr eine Entschuldigung für ihr fehlerhaftes Verhalten. Es sieht so aus, als versuchte er, durch seine Vorwürfe gegenüber Silke ihre Beziehung definieren zu wollen, als wollte er eine Machtposition gegenüber Silke einnehmen und seine Bezugsbetreuerin in einer defensiven Position platzieren. Wenn Silke ihm sein Verhalten spiegelte und versuchte, mit ihm darüber zu sprechen, entzog er sich dieser Konfrontation, indem er das Thema wechselte oder den Raum verlies. Er konnte sich auf keine Klärung einlassen. Wenn Silke ihm diese Ausweichmöglichkeiten nicht gewährte und mit ihm im klärenden Kontakt bleiben wollte, so wich Jonas aus, indem er sagte, dass er es gar nicht so gemeint habe. Er habe nur einen Scherz gemacht. In solchen Situationen sprach der Junge mit gehauchter, fast nicht hörbarer hoher Stimme.

Zusammenfassung:

In den hier beschriebenen Verhaltensweisen von Jonas in der Interaktion mit seiner Bezugsbetreuerin werden weitere, aus seiner Bindungsstörung resultierende Verhaltensmuster erkennbar. So zeigt sich, dass Jonas Kuschelkontakte zwar wünschte, dieses Bedürfnis jedoch nicht direkt äußern konnte und auch Schwierigkeiten hatte, sich entspannt darauf einzulassen. Es erfordert ein hohes Maß an Vertrauen in einer Beziehung, um die Nähe des Andern zulassen zu können. Jonas scheint dieses Vertrauen noch nicht erlangt zu haben. Seine Bindung an Silke ist nicht so sicher, dass er sich bei ihr vollständig entspannen kann. Der Verdacht der Bindungsunsicherheit bei Jonas wird erhärtet durch dessen Misstrauen in die Beständigkeit der Beziehung. Diese Feststellung bedeutet, dass Jonas durch Silke Sicherheit, Verlässlichkeit und Kontinuität in der Beziehung erfahren sollte, damit er ein tieferes Vertrauen zu ihr aufbauen kann und sein Bedürfnis nach Nähe adäquat befriedigt werden kann. Wie notwendig dies ist, zeigt sich auch daran, dass sich Jonas bei emotionalen oder physischen Problemen nicht an die Betreuerin wendet, sondern versucht, seine Not vor ihr zu verbergen, ganz so, als wolle er sie nicht damit belasten oder als erwarte er von ihr keine Hilfe. Ein solches Verhalten ist typisch für Kinder mit einer Bindungsstörung mit Rollenumkehr. (vgl. Brisch in Finger-Trescher, Krebs (Hg.) 2003, 60).

Jonas fällt es schwer, Silkes Fürsorge anzunehmen, was darauf zurück geführt werden könnte, dass er vor allem Beziehungsmuster kennt, in denen er dies nicht erfahren hat. Schaut man sich die Beziehung zu seiner Mutter an, so war vielmehr er derjenige, der für sie die Fürsorge übernehmen musste. Jonas sollte in der Bezugsbetreuung also die Gelegenheit erhalten, in der Beziehung zu Silke die Rolle des Kindes einnehmen zu können, um das sich gesorgt wird und für das Verantwortung übernommen wird, so dass er Entlastung erfährt und die Möglichkeit erhält, eine „gesunde" Kind-Bindungsperson-Beziehung aufzubauen.

Besonders auffällig bei Jonas ist die Art seines aggressiven Verhaltens gegenüber seiner Bezugsbetreuerin. Jonas versucht, in der Beziehung eine Machtposition einzunehmen und weist Silke eine defensive Rolle zu. Aus der Beschreibung der Mutter-Kind-Beziehung wird deutlich, dass genau dieses Bindungsmuster in deren Beziehung vorherrscht. Der Junge ist derjenige, der die Macht gegenüber seiner Mutter innehat, sie durch sein Verhalten kontrollieren kann. Dieses Bindungsmodell ist Jonas als das Vorherrschende in der Beziehung zu einer engen Bezugsperson bekannt. Es ist wichtig, dass ihm sein Verhalten angemessen gespiegelt und so bewusst gemacht wird, auch wenn er sich einer Klärung entzieht. Auch ist es wichtig, dass Silke ihm als Modell für ein „gesundes" Bindungsverhalten zur Verfügung steht, was bedeutet, dass sie nicht auf sein Bindungsmuster eingeht, sondern ihm mit ihrem antwortet, so dass er regulierende Erfahrungen sammeln kann.

5.3.3 Interaktionen zwischen Jonas und seinen Eltern

Während des Beobachtungszeitraumes konnten nur wenige Kontakte zwischen Jonas und seiner Mutter beobachtet werden. Interaktionen mit dem Vater kamen in dieser Zeit sogar gar nicht zustande, da dieser die Station nicht besuchte.

Bei den Interaktionen zwischen dem Jungen und seiner Mutter konnten drei vorherrschende Verhaltensmuster beobachtet werden. Zunächst wurde deutlich, dass Jonas seiner Mutter gegenüber seinen Kontakt-wunsch direkt und offensiv äußern konnte und auch aktiv Körperkon-takt zu ihr suchte und diesen über einen längeren Zeitraum aufrecht er-hielt. Weiterhin wurde deutlich, dass sowohl er als auch Frau H in ihrer Beziehung ein unsicheres Rollenverhalten zeigten.

Situationsbeschreibung:

- *Als Jonas von seiner Mutter zu einer Wochenendbeurlaubung abgeholt wurde, war er bereits am Vormittag unruhig und unkonzentriert und sagte oft, dass er sich auf seine Mutter freue. Dabei zählte er die Stunden bis zu dem Zeitpunkt, an dem sich seine Mutter angekündigt hatte.*
- *Als diese in Begleitung einer Freundin auf die Station kam, rannte er ihr auf dem Stationsflur entgegen. Frau H begrüßte ihn lächelnd und wirkte fröhlich, wobei sie in unnatürlich hoher Stimmlage sprach. Sie nahm ih-ren Sohn in den Arm, was der Junge erwiderte.*
- *Während Frau H sich mit einer Betreuerin unterhielt, stand Jonas schweigend bei seiner Mutter, drückte sich an sie und lächelte. Seinen Blick richtete er dabei nicht auf die ihn umgebenden Personen.*
- *Frau H strich ihm einige Male über den Kopf, woraufhin Jonas sich ihr zuwandte und lächelte. Als Frau H ihn mit hoher Stimme fragte, ob er sich auf das Wochenende freue, antwortete er in demselben Tonfall: „Ja."*
- *Als Jonas die Station mit seiner Mutter verlies, ergriff er ihre Hand. Frau H wandte sich ihm daraufhin zu und sie unterhielten sich.*

Auswertung:

Jonas konnte seinen Kontaktwunsch gegenüber der Mutter direkt äu-ßern, er rannte auf sie zu und erwiderte ihre Umarmung. Er suchte aktiv Körperkontakt zu ihr und hielt ihn die gesamte Situation hindurch auf-recht, ergriff sogar beim Verlassen der Station eigeninitiativ die Hand seiner Mutter. Wenn Frau H ihm über den Kopf strich, wirkte dies lieb-voll und der Junge wandte sich ihr zu und lächelte sie an. Er konnte die Berührung akzeptieren und aushalten, schien sie sogar zu genießen, da er positiv darauf reagierte. Jonas sprach während der Situation nur we-nig und antwortete lediglich einsilbig, wenn er angesprochen wurde. Die Mutter tritt ihrem Sohn offen und zugewandt entgegen. Sie bietet ihm körperliche Nähe an. Die Beziehung zwischen Frau H und Jonas er-scheint in dieser Situation eng und geprägt durch gegenseitige positive Zugewandtheit.

Während eines Telefonate zwischen Jonas und Frau H konnte ein weite-rer Einblick in die Mutter-Kind-Beziehung gewonnen werden:

Situationsbeschreibung:

- *Jonas: „Hallo?" Er spricht mit sehr hoher Stimme.*
- *Mutter: „Hallo mein Schatz, ich freue mich mit dir zu reden. Wie geht es dir?" - Die Mutter redet ebenfalls mit hoher, kleinkindhafter Stimme.*
- *Jonas: „Hm, gut." Lächelt.*
- *Mutter: „Das ist schön, mir geht es auch gut. Hast du den was Schönes erlebt?"*
- *Jonas: „Ja."*
- *Mutter: „Ja? Was denn?"*
- *Jonas: „Der Kevin schläft jetzt in meinem Zimmer."*
- *Mutter: „Oh ja, das klingt schön."*
- *Jonas: „Weißt du auch warum?"*
- *Mutter: „Nein. warum?"*
- *Jonas: „Na, weil ein neuer Junge gekommen ist." Klingt vorwurfsvoll.*
- *Mutter: „Ah ha. Das konnte ich ja nicht wissen." Sehr helle Stimme, ent-schuldigender Tonfall.*
- *Jonas: „Ja."*
- *Mutter: „ Wie heißt der denn?"*
- *Jonas: „Jan.. Er ist neun."*
- *Mutter: „Und? Versteht ihr euch gut?"*
- *Jonas: „Mh."*
- *Mutter: „Na, ihr müsst euch bestimmt noch kennen lernen. Am Anfang ist es immer schwierig mit neuen Kindern."*
- *Jonas: „Ja." Lächelt noch immer.*
- *Mutter: „Sag mal mein Schatz, du weißt doch bestimmt, dass wir dich am Freitag abholen?"*
- *Jonas: „Ja. Ich freue mich auf mein Meerschweinchen."*
- *Mutter: „ Ich freue mich auch ganz doll." Betont den Satz deutlich.*
- *Jonas: „Ja." - Kurze Pause.*

- *Mutter: „Was machst du denn gerade."*
  Jonas: „Hausaufgaben."
- *Mutter: „Oh dann habe ich dich gestört!" - hebt die Stimme.*
- *Jonas: „Ja. Beim Rechnen."*
- *Mutter: „ Entschuldigung. Klappt es den gut?"*
- *Jonas: „Ja."*
- *Mutter: „Das ist schön. Dann will ich dich nicht länger stören, wir sehen uns ja am Freitag, dann können wir ganz viel erzählen, o.K.?"*
- *Jonas: „Ja." - Lächelt.*
- *Mutter: „Ich hab dich ganz, ganz doll lieb mein Schatz und drücke dich ganz fest."*
- *Jonas: „Ich dich auch." Jonas dreht sich unruhig auf dem Bürostuhl hin und her.*
- *Mutter: „Dann bis Freitag Schätzchen, hab ganz viel Spaß, Tschüss."*
  Gibt Jonas zum Abschied ein Kuss durch den Hörer.
- *Jonas: „ Tschüss." - Jonas legt den Hörer auf und läuft ohne ein weiteres Wort aus dem Betreuerzimmer und zurück in die Gruppe.*

Auswertung:

Es fällt auf, dass Jonas, wie auch im Dialog mit Silke beobachtet, sehr hoch und fast gehaucht mit seiner Mutter spricht. Frau H spricht ihrerseits durchgängig mit sehr hoher Stimme. Es wirkt, als spreche sie mit einem Kleinkind, und der Junge gleicht seinen Tonfall dem der Mutter an, antwortet ihr kleinkindhaft.

Frau H zeigt im Gespräch sehr viel Interesse an ihrem Sohn und geht auf ihn ein, befragt ihn, was er erlebt und wie es ihm geht. Jonas antwortet einsilbig und nimmt eine abwartende Haltung ein. Die Initiative geht hauptsächlich von der Mutter aus, so dass das Gespräch wenig dialogisch ist. Als das Thema auf das neue Kind der Gruppe kommt, zeigt sich kurz eine Gegenseitigkeit im Gespräch, da Jonas die Frage an seine Mutter richtet, ob sie wüsste, warum Jan in seinem Zimmer schlafe. Als sie ihm dies nicht beantworten kann, klingt der Tonfall bei der Erwiderung des Jungen vorwurfsvoll. Die Mutter reagiert darauf, indem sie beginnt, sich zu rechtfertigen. Während dieses Gesprächabschnitts zeigt sich eine Rollenumkehr. Es ist Jonas der das Gespräch und auch seine Mutter lenkt, sie nimmt eine defensive, „untergeordnete" Rolle ein. Als die Mutter Jonas über das neue Kind befragt, kehren beide wieder in ihr ursprüngliches Gesprächsmuster zurück. Als die Mutter die bevorstehende Wochenendbeurlaubung anspricht, äußert Jonas, dass er sich in diesem Zusammenhang auf sein Meerschweinchen freue. Die Mutter betont daraufhin, dass sie sich ganz besonders auf ihn freue. In diesem Satz findet sich sowohl eine Botschaft an Jonas als auch ein damit verbundener Appell. Zum einen teilt die Mutter ihm indirekt mit, dass die von dem Jungen gegebene Antwort nicht die war, die sie hören wollte. Zum anderen liegt in der Antwort aber auch die Aufforderung, zu sagen, dass er sich auf seine Mutter ebenfalls freue. Jonas geht auf diesen Appell nicht ein, sondern antwortet wiederum einsilbig mit ja. Es entsteht eine kurze Pause, die wirkt, als warte Frau H auf eine weitere Äußerung ihres Sohnes oder als brauche sie einen Augenblick, um das Ausbleiben der erwarteten Antwort zu verarbeiten. Da Jonas schweigt, wechselt sie zu einem weniger emotionsbesetzen Thema.

Als Frau H erfährt, dass er gerade Hausaufgaben macht, hebt sich ihre Stimme merklich, es scheint, als sei ihr dies unangenehm. Sie entschuldigt sich dafür bei ihrem Sohn, der einsilbig antwortet. Wieder nimmt die Mutter eine defensive Position im Dialog ein, wodurch Jonas die Überlegenheit zukommt.

Zusammenfassung:

Bereits aus diesen zwei kurzen Interaktionsbeschreibungen lassen sich Anteile des symptomatischen Bindungsmusters der Bindungsstörung mit Rollenumkehr ablesen.

In der ersten Situation zeigt sich, dass die Bindung zwischen Jonas und seiner Mutter grundsätzlich positiv, liebevoll und herzlich ist. Er geht sensibel und wechselseitig auf seine Mutter ein. Als sie ihn streichelt, erwidert er diese Geste direkt durch Blickkontakt und Lächeln und signalisiert der Mutter damit, dass er dies als angenehm empfindet. Auch bleibt er die ganze Zeit über dicht bei ihr.

Bei dem Telefonat wird aber auch die Rollenumkehr in der Beziehung deutlich sowie die Kontrolle, die Jonas dadurch über seine Mutter erlangt. Die Natürlichkeit, mit der Jonas und auch die Mutter ihre Rollen im Dialog einnehmen, zeigt, wie gefestigt Jonas´ Bindungsverhalten bereits ist. Dies macht deutlich, wie sehr er zunächst regulierende Beziehungserfahrungen außerhalb seines familiären Umfeldes bedarf, da das pathologische Bindungsmuster dort bereits seit Jahren stabilisiert ist und ohne eine Trennung Jonas keine Entlastung erfahren kann und immer wieder gezwungen ist, auf das Beziehungsverhalten der Mutter mit seinem gestörten Bindungsmuster zu reagieren.

5.4 Die Gestaltung der Beziehung zu Jonas durch seine Bezugsbetreuerin

Silke nahm eine wertschätzende, annehmende und reflektierende Grundhaltung gegenüber Jonas ein. In ihrer Beziehungsgestaltung, ihrem Auftreten und Verhalten Jonas gegenüber war durchgängig ein sensibles Verständnis für den Jungen, seine Ressourcen und konkreten Probleme zu erkennen. Ebenso zu erkennen war auch, dass sich Silke in ihrem Verhalten genau an diesen orientierte.

Aufgrund von Jonas´ Bindungsstörung war es nötig, dass er die Möglichkeit erhielt, regulierende Erfahrungen in der Beziehung zu seiner Bezugsbetreuerin zu sammeln und frühere Erfahrungen zu verarbeiten. Aus diesem Grund bot sich Silke als eine Übertragungsperson an, auf die Jonas Anteile seiner Beziehungsmuster übertragen konnte. Dies bedeutete, dass sie sich bewusst darüber war, dass Jonas mit seinen Verhaltensweisen und Vorwürfen nicht sie persönlich meinte. Das gab ihr die nötige Souveränität, darauf regulierend einzugehen. Zusätzlich trat Silke Jonas als konstante sichere Bindungsperson gegenüber, so dass die pädagogisch-therapeutische Beziehung dem Jungen als Modell für eine „normale" Beziehung zwischen Kind und Bindungsperson dienen konnte.

Aufgrund der Tatsache, dass Jonas in der Beziehung zu seiner Mutter - auf deren Krankheit begründet - für diese die Verantwortung übernehmen musste, trat Silke ihm bewusst als eine Bindungsperson gegenüber, die deutlich Verantwortung und Fürsorge für ihn übernimmt, so dass er die Möglichkeit erhielt, zu erleben und zu lernen, in der Beziehung zu ihr Kind sein und die Verantwortung an sie abgeben zu können. So kümmerte sie sich um Jonas´ schulische Belange, machte mit ihm gemeinsam Hausaufgaben und versorgte ihn, wenn er krank war. Wenn er sich schlecht fühlte oder traurig war, spendete sie ihm Trost, oder - wenn er dies nicht zuließ - machte ihm deutlich, dass sie für ihn da ist. Im Alltag zeigte sie ihm immer wieder, dass sie sich um ihn und für ihn sorgt.

Das Bewusstmachen von Verhalten war in der Beziehung zu Jonas sehr wichtig, damit er diese bearbeiten konnte. Als Beispiel sei hier das Sprechen in hoher, kleinkindhafter Stimmlage genannt. Auf Jonas´ Tendenz, sie durch abschätzige Äußerungen in eine untergeordnete Position innerhalb der Beziehung zu manövrieren, lies Silke sich nicht ein. Vielmehr spiegelte sie ihm, was er damit für Empfindungen bei ihr auslöst und machte ihm damit sein Verhalten bewusst.

Dabei war sie zwar authentisch, offen und klar, jedoch nicht vorwurfsvoll, damit Jonas nicht verunsichert wurde und sein Verhalten aus liebevoll vermittelter Einsicht und nicht aus Schuldgefühlen heraus verändern konnte.

Silke respektierte die Distanziertheit des Jungen und seine persönlichen
Grenzen, ging sensibel auf die Bedürfnisse des Kindes nach Körper- und
Kuschelkontakten ein, die er nur zaghaft äußerte. Sie bot ihm solche
Kontakte immer wieder an, zwang ihn aber nie dazu und gab ihm immer die Gelegenheit, aus der Situation zu gehen, wenn er den Kontakt
nicht mehr aushalten konnte. Auch versicherte sie ihm, dass er mit seinem Wunsch nach Kuschelkontakten stets zu ihr kommen könne und sie
diesen beantworten würde.

Aufgrund von Jonas´ Unsicherheit im direkten Körperkontakt verwen-
dete Silke häufig Medien, wie z. B. einen Igelball zur Massage, um die
Situationen für den Jungen zu entspannen und sein Bedürfnis nach körperlicher Zuwendung befriedigen zu können. Auch forderte sie ihn sensibel heraus, Eigeninitiative und mehr Direktheit in der Kontaktaufnahme zu zeigen, indem sie ihm sein Verhalten spiegelte und erklärte, dass
sie ihn oft nicht versteht. Sie achtete jedoch darauf, dass sie auf Jonas
Kontaktwunsch kontinuierlich und verlässlich einging.

Dieser zeigte auch eine große Bedürftigkeit nach intensiver Zuwendung
im Einzelkontakt. Daher war seine Bezugsbetreuerin bemüht, Einzelsituationen mit ihm zu verbringen, soweit es der Stationsalltag ermöglichte.
Insbesondere in diesen Einzelkontakten ermutigte und unterstützte die
Betreuerin den Jungen zur Eigeninitiative beim Entwickeln von Spiel-
ideen, worin ein Defizit von Jonas lag. Sie wertschätzte und bestärkte ihn
in seinen Ideen, um ihm so die Motivation zu geben, seine Ressourcen
weiter zu entwickeln und so sein Selbstbewusstsein zu stärken.

Daneben öffnete sie Spielkontakte auch bewusst und achtete darauf, dass
ein oder mehrere Kinder involviert waren. Auf diese Weise sollte die
Kontaktaufnahme zu anderen Kindern für Jonas erleichtert und gefördert werden. Silke unterstützte und begleitete ihn bei der Gestaltung von
Spielkontakten. Dabei war Jonas stark auf sie fixiert und konnte sich in
ihrer Anwesenheit nur schwer für andere Personen öffnen. Diese Verhal-
tensweise wäre noch verstärkt worden, wenn Silke sich lediglich im Einzelkontakt mit dem Jungen beschäftigt hätte. Durch Spielsituationen mit
anderen Kindern und Betreuern konnte die Bezogenheit auf Silke jedoch
ein wenig gelockert werden.

Da Jonas eine große Unsicherheit in der Beziehung zu seiner Bezugsbetreuerin zeigte und auch ihre Beständigkeit und Wahrhaftigkeit an-
zweifelte, musste diese ihm immer wieder versichern, dass sie aufrichtig

Interesse an ihm hat und gerne Zeit mit ihm verbringt. Dies tat sie verbal oder nonverbal, indem sie sich für seine Situationen, Probleme, Ideen und Erlebnisse interessierte. Sie machte ihm außerdem rechtzeitig transparent, wann und wie lange sie frei hatte, so dass er sich darauf einstellen konnte und nicht von längerer Abwesenheit seiner Bezugsbetreuerin überrascht und verunsichert wurde. Außerdem war Silke bemüht, dem Jungen bewusst zu machen, dass ihre Beziehung auch dann Bestand hat und sie ihn auch dann lieb hat, wenn es Konflikte gibt. Diese Akte der Bewusstmachung sollten Jonas die Sicherheit geben, seine Aggressionen - die unterschwellig immer in der Beziehung mitschwangen - offen austragen zu können. Zum einen würde er dadurch entlastet und seine Anspannung könnte abgebaut werden, zum anderen könnte sich die Beziehung an der Lösung der Konflikte weiter entwickeln.

Jonas nahm Silke ganz und gar für sich ein, wodurch Momente entstanden, in denen die Beziehung für die Betreuerin anstrengend und zu fordernd wurde. In diesen Momenten achtete sie darauf, räumlich und auch emotional Abstand von dem Jungen zu gewinnen, um neue Kraft zu sammeln und ihm später wieder gelassen und professionell gegenüber treten zu können. Daneben reflektierte sie die Beziehung an sich, sowie das Verhalten, das der Junge ihr gegenüber zeigte und ihre eigenen Gefühle und Handlungen intensiv, um eine professionelle pädagogische Beziehung gestalten zu können, in der Jonas wirksam und sinnvoll gefördert wird und in der sowohl sie als auch das Kind nicht überfordert werden.

5.5 Erschwerende Rahmenbedingungen

Während der Begleitung von Jonas und seiner Bezugsbetreuerin Silke wurde mir deutlich, wie sehr die Art, Qualität und Wirksamkeit der Bezugsbetreuung von einrichtungsbedingten, organisatorischen Einflüssen abhängt. Aufgrund von Stellenkürzungen sowie Krankheit herrschte auf der Kinderstation während des Beobachtungszeitraumes akuter Personalmangel. Im Betreuerteam von Jonas´ Gruppe waren nur zwei feste Teammitglieder, also nur zwei Personen, denen Bezugskinder zugeordnet werden konnten. Aus diesem Grund war Silke gezwungen ca. zur Hälfte des Beobachtungszeitraumes neben Jonas noch ein weiteres Bezugskind zu nehmen. Dabei handelte es sich um den Jungen Ben, ein misshandeltes Kind mit massivem verbalem und körperlich aggressivem Verhalten. Ben war ein sehr bedürftiges, ebenfalls bindungsgestörtes Kind, das eine enge und klare Führung und sehr viel Zuwendung im Einzelkontakt brauchte. Auch konnte es sich nicht selbst beschäftigen oder alleine mit anderen Kindern spielen, da dies jedes Mal zu Eskalationen führte. Daher bedurfte Ben einer kontinuierlichen Beaufsichtigung. Im Gegensatz zu Jonas war er allerdings in seiner Kontaktaufnahme offensiv, gleichwohl aber ebenfalls sehr einnehmend. Aufgrund dieser Situation bestand die Gefahr, dass Jonas in der Beziehung zu Silke aufgrund seiner zurückhaltenden Art hinter Ben zurückstehen könnte.

Obwohl die Betreuerin diese schwerwiegende Veränderung sehr ausführlich und gut mit Jonas besprach, und obwohl sie sich der möglichen Schwierigkeiten bewusst war und besonders sensibel auf ihn achtete und ihm weiterhin Einzelangebote machte, hatte Jonas von Beginn an Schwierigkeiten damit, Silke mit einem anderen Kind „teilen" zu müssen. Als Folge trat er in Konkurrenz zu Ben, was sich nicht nur im Verhalten diesem gegenüber äußerte, sondern auch dadurch, dass er Silke dafür „bestrafte", dass sie Zeit mit Ben verbrachte. Dies geschah in der Form, dass er ihr häufiger vorwarf, dass sie keine Zeit für ihn habe oder bei gemeinsamen Aktivitäten mit Ben kritisierte, dass sie sowieso nicht gut spielen, kochen, basteln etc. könne. Auch provozierte er Ben zu regelwidrigem Verhalten, was häufig Konflikte zwischen Silke und Ben sowie bei diesem daraus resultierende Agressionsausbrüche zur Folge hatte.

Wenn jedoch ein anderer Betreuer im Dienst war und sich Ben zuwandte, so stellte dies für Jonas kein Problem dar. Silke war seit drei Monaten seine Bezugsbetreuerin, und in diesem kurzen Zeitraum hatte sich offensichtlich bereits eine Bindung zu ihr entwickelt, die aber noch nicht so sicher und gefestigt war, dass Jonas in einem weiteren Bezugskind keine Gefahr für sie gesehen hätte. Durch das weitere Bezugskind wurde die Förderung und Entwicklung seiner Bindungssicherheit jedenfalls zusätzlich verkompliziert.

Ein weiteres Problem ergab sich dadurch, dass die Betreuerin nur auf einer Dreiviertel-Stelle arbeitete, Aufgrund dessen war sie in unregelmäßigen Abständen über einen längeren Zeitraum nicht auf der Kinderstation, was die Beziehungsarbeit mit Jonas belastete. Häufig warf ihr dieser vor, nie da zu sein, insbesondere dann nicht, wenn er sie brauche. Der Beziehung fehlte also bis zu einem gewissen Maße die nötige Kontinuität, die sie gebraucht hätte, um dem Jungen die Bindungssicherheit zu geben, der er bedurfte. Obwohl es eine wichtige Erfahrung bedeutet, dass Bindungspersonen nicht immer verfügbar sind, die Beziehung aber trotzdem Bestand hat, ist die Basis für eine stabile Beziehung zunächst die Erfahrung, verlässliche Bindungspersonen zu haben. Dieser Lernprozess wurde für Jonas durch die Unregelmäßigkeit der Verfügbarkeit von Silke deutlich erschwert. Wenn diese nach längerer Abwesenheit wieder auf die Station kam, musste sie jedes Mal aufs Neue ihre Beständigkeit als Bindungsperson unter Beweis stellen.

5.6 Wirksamkeit der Bezugsbetreuung

Nach der Schilderung von Jonas' Beziehungsverhalten gegenüber seinen Eltern, den Betreuern der Kinderstation und insbesondere der Bezugsbetreuerin ist es sinnvoll und entscheidend, die Wirksamkeit der Bezugsbetreuung in Bezug auf die Regulierung und Förderung seiner Bindungs- und Beziehungsfähigkeit zu beleuchten. Dies ist jedoch aufgrund der Schwierigkeit, dass die im Zeitraum von vier Wochen gemachten Beobachtungen nur einen kleinen Ausschnitt aus der mehrere Monate umfassenden heilpädagogisch-therapeutischen Beziehungsarbeit und der damit verbundenen Entwicklung des Jungen beleuchten, nur eingeschränkt möglich.

Das Erlernen und Entwickeln neuer Bindungsmuster stellt für die Kinder mit Bindungsstörungen eine schwierige Aufgabe dar, da sie das pathologische Bindungsverhalten bereits in ihrer frühesten Kindheit internalisiert haben und es mittlerweile zum festen Bestandteil ihrer Persönlichkeit und ihres Weltbildes geworden ist. Eine grundlegende Veränderung dieses Bindungsverhaltens ist dementsprechend schwierig und bedarf langfristiger Übungsprozesse, wie auch an den massiven Schwierigkeiten in der Beziehungsgestaltung von Jonas zu sehen war. Daher ist es kaum möglich, mit Hilfe eines so kurzen Beobachtungszeitraumes die Wirksamkeit der Bezugsbetreuung umfassend zu erkennen. Dafür wäre es notwendig, den Jungen entweder durchgängig während seines Aufenthaltes auf der Station zu beobachten, oder bis zu seiner Entlassung regelmäßig nach einem festgelegten Zeitintervall Verhaltensbeobachtungen durchzuführen und diese miteinander zu vergleichen, um den Verlauf seiner Entwicklung und damit die Wirksamkeit der Bezugsbetreuung längerfristig zu erkennen. Eine weitere Schwierigkeit ergibt sich dadurch, dass die Beziehung zwischen Jonas und Silke innerhalb der Bezugsbetreuung zu Beginn des Beobachtungszeitraumes gerade erst einen Monat bestand, sich also gerade erst entwickelte.

Dennoch lässt sich auch schon aus den in den vier Wochen beobachteten Interaktionen ablesen, dass die Bezugsbetreuung für Jonas etwas bewirkt. Dies geht insbesondere daraus hervor, dass sich sein Verhalten in der Beziehung zu Silke von dem im Kontakt mit anderen Betreuern unterscheidet. Die Wirkung der Bezugsbetreuung zeigte sich sogar schon, bevor ein solches Verhältnis zwischen Jonas und Silke zustande kam. Denn während der ersten Wochen seines Aufenthaltes erlebte der Junge bereits durch das Beobachten anderer Kinder mit ihrem Bezugsbetreuer die Andersartigkeit dieser Art von Beziehung. Er sah, dass der Bezugsbetreuer eine außer-gewöhnliche Person darstellt, die ihrem Bezugskind in besonderem Maße zugewandt ist, sich um es kümmert und dass es bei ihm einen einzigartigen Stellenwert einnimmt. Auch erlebte er Silke in der Beziehung zu ihrem vorherigen Bezugskind. All dies bewirkte nicht nur, dass er den klaren Wunsch nach einem Bezugsbetreuer äußern konnte, sondern auch, dass er Silke sogar mitteilen konnte, dass er konkret sie wünsche. Das Erleben der Bezugsbetreuung und das Beobachten und Wahrnehmen der besonderen Beziehung zwischen den Kindern und ihren Bezugsbetreuern versetzte Jonas also in die Lage, sein eigenes Bedürfnis nach einer besonderen Bindungsperson (nach Beziehung!) klar und offensiv auszudrücken.

Dass die Beziehung zu Silke für das Kind einen wichtigen und besonderen Platz einnimmt, wird auch dadurch deutlich, dass er beginnt, um sie zu kämpfen und sich ihrer zu versichern, als Silke zusätzlich die Bezugsbetreuung für Ben übernimmt. Er versucht, Konflikte zwischen ihr und Ben herbeizuführen und „bestraft" sie dafür, dass sie sich dem anderen Jungen zuwendet - ein Verhalten, dass er anderen Betreuern, die im Kontakt mit Ben waren, gegenüber nicht gezeigt hat. Sein Verhalten zeigt, dass er durch die Bezugsbetreuung in die Lage versetzt wurde, zu Silke als seiner Hauptbezugsperson eine Bindung aufzubauen. Jonas war seiner Bezugsbetreuerin außerdem stets besonders zugewandt und hielt sich - wenn möglich - immer in ihrer Nähe auf. Er nahm die intensive Beziehung zu ihr als Übertragungsbeziehung an und projizierte in sie seine Fürsorge, Gefühle und Aggressionen sowie sein Bindungsverhalten aus der Beziehung zu seiner Mutter. Die wurde besonders darin deutlich, dass er versuchte, bei Silke dasselbe Rollenverhalten zu provozieren wie bei seiner Mutter, um so die Beziehung nach den ihm bekannten Bindungsmustern zu definieren. Im Kontakt mit anderen Betreuern trat dieses Verhalten weniger stark auf, weshalb anzunehmen ist, dass das Kind erst in dem Angebot einer engen emotionalen Bindung an eine feste Hauptbezugsperson das entsprechende Beziehungsangebot gefunden hat, um Emotionen und Verhalten zu übertragen.

Diese Beobachtung verdeutlicht einen weiteren therapeutischen Aspekt der heilpädagogisch-therapeutischen Bezugsbetreuung. Erst durch die Übertragungsbeziehung offenbaren sich Jonas' konkrete und tief greifende Beziehungsschwierigkeiten und können daher mit ihm bearbeitet werden. Davon abgeleitet werden die individuellen Ziele für die Beziehungsarbeit mit dem Jungen, so dass ihm eine individuell an seinen Bedürfnissen orientierte Begleitung und Förderung zuteil wird.

Obwohl alle Betreuer den Kindern als Modell für „normales" Beziehungsverhalten zur Verfügung stehen, ist es für Kinder einfacher und gibt ihnen eine größere Sicherheit sowie mehr Klarheit, wenn sie eine Hauptbezugsperson haben, an der sie sich orientieren können. Im Falle von Jonas bewirkte die Bezugsbetreuung, dass seine Tendenz, sich Konflikten und Konfrontationen zu entziehen, zusätzlich erschwert wurde.

Die Beziehung zu anderen Betreuern blieb für ihn oberflächlich. Er ging keine engeren Bindungen ein und entging so jeglichen Konflikten. Ohne feste Bezugsperson hätte er zudem immer die Möglichkeit gehabt, sich bei Auseinandersetzungen mit einem Betreuer zu entziehen, indem er diesen meidet und den Kontakt zu einem anderen sucht. Die Beziehungen wären für ihn weniger verbindlich und weniger tiefgehend gewesen, und er hätte weniger Gelegenheit dazu gehabt, normales Beziehungsverhalten zu lernen.

Im Fall Jonas zeigt die Bezugsbetreuung also recht deutlich Teile ihrer Wirkung. Der Junge wird durch sie in die Lage versetzt, eine emotionale Bindung zu einer festen Bezugsperson aufzubauen und diese im Verlauf zu intensivieren. Er kann seine Beziehungsschwierigkeiten, die aus seiner Bindungsstörung resultieren, in die Beziehung zu seiner Bezugsbetreuerin übertragen und erhält die Möglichkeit sie auszuleben, womit er auch ansatzweise bereits begonnen hatte. Welche Wirkungen die Bezugsbetreuung im weiteren Verlauf auf Jonas' Beziehungsunfähigkeit und seine defizitären Verhaltensweisen (wie die Unfähigkeit zu direkter Äußerung von Kontaktwünschen und die Schwierigkeit, emotionale Zustände angemessen zu äußern) gehabt hat, konnte im Rahmen der Untersuchung leider nicht ermittelt werden. Dennoch kann gesagt werden, dass diese Art von Betreuung für ein Kind mit Jonas' Art von Bindungsstörung ein Konzept darstellt, das es ermöglicht, genau jene Art von Beziehung anzubieten, die ihm die nötige persönliche individuelle Zuwendung - Halt, Intensität und professionelle, kompetente Hilfe – zuteil werden lässt. In der Bezugsbetreuung kann sich das Kind fallen lassen, kann positive, stärkende Erfahrungen sammeln, in einem geschützten Raum wachsen und sich hinsichtlich der Verbesserung seiner Bindungsfähigkeit entwickeln.

5.7 Elternarbeit

Die Elternarbeit war während des Aufenthaltes von Jonas auf der Station ein wichtiger Aspekt der Behandlung, da eine Bindungsstörung nicht alleine das Kind betrifft, sondern ebenso seine Bindungspersonen, in diesem Fall Jonas Eltern, Herrn und Frau H. Daher soll an dieser Stelle kurz darauf eingegangen werden.

Die Elternarbeit wurde übernommen von einer Psychologin der Kinderpsychiatrie, die nicht mit den Kindern der Station arbeitete, jedoch über Jonas Entwicklung in wöchentlichen Teamgesprächen informiert wurde. Frau H zeigte sich dabei stets sehr kooperativ und war bemüht, an allen Elterngesprächsterminen teilzunehmen. Sie konnte jedoch aufgrund von Panik einige Termine nicht wahrnehmen oder die Gespräche mussten vorzeitig abgebrochen werden. Herr H erschien ohne Begründung nur zu einem Elterngespräch und ließ sich auch dabei kaum auf die Beratungssituation ein, so dass die Gespräche in der Hauptsache mit Frau H geführt wurden.

Bei den Beratungsterminen mit ihr ging es zunächst darum, eine möglichst entspannte und angstfreie Atmosphäre zu schaffen, in der sich Frau H auch emotional belastenden Themen ohne unmittelbare Panik zuwenden konnte. Auch ging es bei Frau H um eine grundlegende emotionale Stabilisierung. Sie litt unter großen Schuldgefühlen, ihrem Sohn keine gute Mutter gewesen zu sein und auch nicht werden zu können, die sie sehr blockierten und zu dauerhaftem, starken Stress führten.

Des Weiteren ging es darum, gemeinsam mit Frau H Familienhintergründe aufzudecken und zu beleuchten, um die Situation von Jonas und auch die von Frau H besser verstehen zu können. Dabei berichtete Frau H über ihre eigenen traumatischen Erlebnisse, die sowohl ihre Angsterkrankung als auch ihre eigene Bindungsstörung erklärbar machten. Da sie bereits in psychologischer Behandlung war und sie bereits Kontakte zu weiterführenden Hilfssystemen hatte, musste sie nicht an solche vermittelt werden. Vielmehr war es wichtig, ihr die Notwendigkeit einer weiteren stationären Behandlung in Bezug auf ihre Panikstörung auf sanfte Weise zu verdeutlichen, sie zu motivieren und ihr Mut zuzusprechen, den Schritt erneut zu wagen. Frau H war sich der Notwendigkeit solcher Maßnahmen bewusst und auch gewillt, dies für ihren Sohn und für sich selbst zu unternehmen. Wichtig war auch, Strategien zu lernen, durch die sie besser auf das Verhalten ihres Sohnes bei Wochenendbeurlaubungen reagieren konnte. Diese sollte sie versuchen anzuwenden und beim folgenden Gesprächstermin berichten, wie es verlaufen war. Die Situation wurde dann mit ihr analysiert.

Des Weiteren ging es bei der Elternarbeit darum, dass Frau H die Probleme und Verhaltensweisen ihres Sohnes verstehen und einordnen lernte. Dabei zeigte sich, dass sie die Beziehung zu ihrem Sohn sehr reflektierte und einsichtig und selbstkritisch analysieren konnte. Ihr war bewusst, dass die Beziehung nicht gut war für Jonas, dass sie ihn zu sehr an sich gebunden hatte, dass sie abhängig von ihm war und dass sie ihn als stabilisierende Basis brauchte. Ebenso war ihr klar, dass, solange ihre Angsterkrankung akut blieb, sie auch in ihrer Beziehung zu Jonas nichts aus eigener Kraft ändern könnte. In diesem Zusammenhang ging es also darum, ihr Hilfestellung beim Finden einer Zukunftsperspektive zu geben, die sowohl für sie als auch für Jonas sinnvoll ist. Trotz ihrer eigenen Abhängigkeit von Jonas entschied Frau H schweren Herzens, dass es für ihr Kind das Beste sei, wenn er in eine Pflegefamilie vermittelt würde.

Die Psychologin unterstützte sie bei dieser Entscheidung und versicherte ihr, dass sie den für ihren Sohn und sie richtigen Weg gewählt hat.

Die Bezugsbetreuerin Silke gestaltete die Elternarbeit nicht mit, da ihr dies aufgrund ihrer Dreiviertel-Stelle zeitlich nicht möglich war. Durch die wöchentlichen Teamgespräche und eine enge Kooperation mit der Psychologin war sie jedoch stets über die aktuellen Entwicklungen der Elternberatung informiert. Auch war sie den Eltern als Bezugsbetreuerin ihres Sohnes bekannt und war für sie bei Fragen und Problemen die Hauptansprechpartnerin auf der Station.

Wurde Jonas zur Wochenendbeurlaubung auf der Kinderstation abgeholt bzw. nach dem Wochenende zurück gebracht, so suchte die Betreuerin, wenn sie im Dienst war, bewusst den Kontakt zu den Eltern. Sie tauschte sich mit ihnen über das verbrachte Wochenende aus, über eventuelle Probleme oder auch Erfolge. Dies waren außerdem gute Gelegenheiten, Jonas im Kontakt mit seinen Eltern zu beobachten.

5.8 Kritische Auseinandersetzung

Durch Jonas´ Probleme im Kontakt mit anderen Personen und seine aus der Bindungsstörung resultierenden Defizite wie z. B. das Unvermögen, emotionale Zustände ausdrücken zu können, wird deutlich, wie tiefgreifend Kinder durch gestörte Bindungen in ihrer Entwicklung und Persönlichkeit beeinflusst werden und welchen Stellenwert Beziehungen für unser Leben und unser seelisches Gleichgewicht einnehmen. Auch zeigt die Falldarstellung, dass die Bezugsbetreuung, obwohl noch am Anfang, für Jonas den richtigen unterstützenden Rahmen bietet, um sich mit seinen Problemen auseinander zu setzen und anhand von Modellverhalten neue, gesellschaftlich akzeptierte Formen von Beziehung- und Bindungsmustern zu erlernen, seine Persönlichkeit positiv zu entfalten und weiter zu entwickeln und damit soziale Kompetenzen zu erwerben.

Doch betrachtet man die Zahl der Jonas angebotenen Förder- und Behandlungsmaßnahmen (Psychotherapie, heilpädagogische Spielzimmergruppe, Bastelgruppe und Bezugsbetreuung), so stellt sich die Frage, ob der Junge eindeutig und ausschließlich aufgrund des Beziehungsangebotes in der Bezugsbetreuung in der Lage ist, Fortschritte in seinem Bindungsverhalten zu machen. Es ist schwierig bis unmöglich, den Wirkungsbereich der einzelnen Maßnahmen in der Förderung von Jonas unabhängig voneinander zu betrachten und zu bestimmen. Da alle Maßnahmen parallel zueinander stattfanden und aufgrund der Kooperation des multiprofessionellen Teams miteinander verknüpft waren, müssen Veränderungen in seinem Verhalten vielmehr auf das Zusammenwirken von Bezugsbetreuung, Psychotherapie und anderen Förderangeboten zurückgeführt werden.

Dies gilt für alle Formen der Bezugsbetreuung. Da sie nie die alleinige Maßnahme für Bindungsgestörte Kinder darstellt, sondern immer Teil eines ganzheitlichen Förderkomplexes ist, ist es im Grunde nicht relevant, wenn nicht eindeutig festgelegt werden kann, welchem Teil der Maßnahme welche Wirksamkeit für das Kind zugeordnet werden kann. Alle Maßnahmen sind an dem leitenden Ziel ausgerichtet, dem Kind bei der Verbesserung und Wiederherstellung seiner Bindungsfähigkeit die bestmögliche individuelle Hilfe zukommen zu lassen und steuern dazu ihre eigenen Methoden und Sichtweisen bei. Die Psychotherapie stellt hierbei den Schonraum zur Verfügung, der den Kindern die Gelegenheit gibt, sich mit vergangenen Erfahrungen und Traumata auseinander zu setzen. Medizinische Maßnahmen wiederum sind notwendig, um physiologische Ursachen für das auffällige Verhalten auszuschließen oder behandeln zu können. Und die Bezugsbetreuung schließlich bewirkt, dass für die Kinder die Beziehungsarbeit in deren täglichem Leben verortet wird und da ansetzt, wo sie mit Erwachsenen und Kindern tatsächlich in Kontakt kommen.

Die Beziehungsarbeit in der Bezugsbetreuung ist gegenwarts- und zukunftsorientiert. Obwohl in dem oben dargestellten Fallbeispiel der Blick insbesondere auf die Bezugsbetreuung von Jonas gerichtet war, muss klar sein, dass sie nur einen Teil der pädagogischen und therapeutischen Hilfsangebote darstellt, die Jonas auf seinem Weg hin zur Verbesserung seiner Beziehungsfähigkeit unterstützen. Durch die Schilderung des Verhältnisses zwischen Jonas und seiner Bezugsbetreuerin und deren Beziehungsgestaltung wurde außerdem deutlich, dass Bezugsbetreuung eine besondere Herausforderung darstellt und hohe persönliche und fachliche Kompetenzen - wie die Fähigkeit zu Selbst- und Fremdreflexion, Geduld, Empathie, gute Nähe- und Distanzregulation sowie die Kenntnis der eigenen Grenzen - erfordert. Dadurch, dass die Betreuerin diese Fähigkeiten zeigte, war es ihr möglich, die Beziehung zu Jonas so zu gestalten, wie es für seine Entwicklung notwendig war. Auch war sie dadurch in der Lage, zu erkennen, wann sie mit einer Situation überfordert war und sich Hilfe - entweder kollegiale Beratung oder Supervision – holen musste, um dem Jungen weiterhin mit einer positiven Einstellung entgegen treten zu können. Ohne solche Kompetenzen und ohne die gute Einbindung in ein Team wäre eine Bezugsbetreuung nicht zu realisieren, da persönliche Überforderung und psychische Belastungen des Bezugsbetreuers dazu führen könnten, dass er nicht mehr adäquat auf die Bedürfnisse der Kinder eingehen kann und die Beziehungsgestaltung damit an Professionalität und Wirksamkeit verlöre.

Es zeigte sich auch, dass die Methode der halb-verdeckten, teilnehmenden Beobachtung für die Erhebung des Fallbeispieles geeignet war. Durch die Verhaltensprotokolle konnte die gesamte Spannweite von Jonas´ Verhalten so objektiv wie möglich festgehalten werden und hinsichtlich der Fragestellung ausgewertet werden. Neben Jonas´ Beziehungsverhalten gewährte die Beobachtung von Interaktionen auch einen Einblick in die Beziehungsgestaltung von Jonas und das Bindungsverhalten von Frau H, was wiederum Aufschluss über die Hintergründe des Bindungsverhaltens des Jungen gab.

6 Entwicklung eines Konzeptentwurfes der Bezugsbetreuung für die heilpädagogisch-therapeutische Praxis

Aus dem Fallbeispiel lassen sich bereits einige Überlegungen für die Gestaltung eines allgemeingültigen Bezugsbetreuungskonzeptes ablesen. Ein solches soll im Folgenden mit Bezug auf die oben entwickelten theoretischen Grundlagen sowie die in der Praxis gewonnenen Erkenntnisse entworfen werden.

6.1 Definition: Konzept

Der Begriff „Konzept" leitet sich vom lateinischen Verb „concipere" (zusammenfassen, umfassen) ab und meint: „Entwurf, erste Fassung einer Rede oder Schrift, oder auch Plan und Programm" (Knapp 2002, 101). In der sozialpädagogischen und -arbeiterischen Praxis soll unter einem Konzept „ein Handlungsentwurf verstanden werden, in welchem die Ziele des Vorhabens, die Inhalte, die Methoden und Verfahren in einen sinnvollen Zusammenhang gebracht sind" (Geißler/Hege 1997, 23).

Konzepte sollen darüber hinaus Organisationen sowohl nach innen als auch nach außen informieren und orientieren, Klarheit bringen über Ziele und ihre Beweggründe und über die Arbeitsformen und -weisen (Methoden, Programme, Angebote etc.) informieren. Sie bilden die Nahtstelle zwischen Theorie und Praxis der sozialen Arbeit [vgl. Deinet; Sturzenhecker (Hg.) 2001, 63]. Nach Schilling (1995, 246-248) werden Konzepte in drei Modelle unterteilt:

a) Organisationskonzept
Dabei handelt es sich um ein Konzept, das langfristig gelten und vor allem die Arbeitsbedingungen einer Einrichtung umfasst. Es wird einmal entwickelt und gilt dann für längere Zeit.

b) Zielgruppenkonzept
Dieses Konzept wird auf eine konkrete Zielgruppe oder Adressaten hin entwickelt. Es wird ebenfalls wie das Organisationskonzept einmal entwickelt und gilt dann für längere Zeit, muss jedoch bei Änderungen, also Veränderungen der Zielgruppe neu überarbeitet werden.

c) Situationskonzept
Hierbei wird eine konkrete Situation, wie z. B. ein Projekt, geplant. Ein Situationskonzept ist kurzfristig angelegt und gültig für ein bestimmtes Handeln in einer Situation.

Diese drei Modelle überschneiden sich. Auf der Grundlage des Organisationskonzeptes, welches eine allgemeine Zielrichtung angibt, wird das Zielgruppenmodell erarbeitet. Faktoren des Organisationskonzepts werden nicht mehr eigens bedacht sondern vorausgesetzt. Darauf aufbauend entwickelt man das Situationskonzept. Zu Beginn der Arbeit mit einer Gruppe entwickelt man das Zielgruppenkonzept, für einzelne Treffen jedoch greift das Situationskonzept.

Der Prozess der Konzeptentwicklung vollzieht sich in verschiedenen Phasen, in denen jeweils unterschiedliche Aufgaben bewältigt werden müssen:

a) *Vorbereitungsphase*
In der Vorbereitungsphase besteht die Aufgabe darin, die Ausgangslage zu klären und Probleme und Chancen auf den verschiedenen Ebenen bewusst zu machen. Zu dieser Phase gehört auch die Klärung von Art und Funktion des zu entwickelnden Konzeptes und welche Vorraussetzungen für die Konzeptarbeit vorhanden sind oder geschaffen werden können und in welchem Verhältnis sie zu der zu leistenden Aufgabe stehen.

b) *Entwicklungsphase*
Bei dieser Phase steht die Erarbeitung und Formulierung von Zielen, deren Erreichen Anlass für die Konzeptarbeit bildet im Mittelpunkt. Im Weiteren werden hier die Strategie der Zielerreichung, Methoden, Arbeitsformen und Ressourcen sowie die Planung der Realisierung der im Konzept enthaltenen Zielvorstellungen entwickelt. Auch wird die Durchführung organisatorisch und zeitlich geplant, ebenso wie darauf geachtet werden muss, dass die spätere Kontrolle gesichert ist. Außerdem sollte in dieser Phase eine schriftliche Erstfassung des Konzeptes entstehen.

c) *Anwendungsphase*
In diesem Stadium wird das erarbeitete Konzept umgesetzt und angewendet. Hier ist es notwendig, sich über das Verfahren der Dokumentation und Beschreibung dessen, was während der Durchführung geschieht, Klarheit zu verschaffen. Daneben müssen Verfahren zur Bewertung der Ergebnisse und Probleme festgelegt werden. Aus diesen wird dann eine Auswertung im Hinblick auf den Prozess, die Struktur- und Ergebnisqualität entwickelt, deren Ergebnisse gegebenenfalls korrigierend in das Konzept eingebracht werden [vgl. Deinet; Sturzenhecker (Hg.) 2001, 58f.].

6.2 Konzeptentwurf

6.2.1 Klärung der Ausgangssituation

Das Bezugsbetreuersystem in der heilpädagogisch-therapeutischen Arbeit mit Kindern mit Bindungsstörungen leitet sich wie in Kapitel 2.2.5 bereits beschrieben vom Konzept der Bezugspflege ab. Die Arbeit in der Bezugspflege richtet sich nach einem theoretisch erarbeiteten Konzept, das bereits seit Jahrzehnten in der Praxis angewendet und aufgrund der dort gesammelten Erfahrungen weiter entwickelt und verbessert wird. Trotz großer Ähnlichkeiten unterscheidet sich die Bezugsbetreuung wesentlich von der Bezugspflege. Während bei dieser pflegerische Aspekte bei Erwachsenen im Mittelpunkt stehen, wurde jene für Kinder entwickelt und verfolgt ein pädagogisches Ziel. Aus diesem Grunde kann das theoretische Konzept der Bezugspflege nicht für die Bezugsbetreuung gelten. Dieser allerdings liegt kein eigenes theoretisches und vor allem niedergeschriebenes Konzept zu Grunde. Es hat vielmehr den Anschein, als habe sich die Entwicklung von der Bezugspflege hin zur Bezugsbetreuung lediglich in der Praxis vollzogen - ohne den üblichen Weg über die theoretische Planung, Ausarbeitung und Niederlegung zu beschreiten. Zwar finden sich in den meisten Einrichtungskonzepten auch Äußerungen über die Ausgestaltung der Bezugsbetreuung, aber es existiert kein allgemein gültiges, grundlegendes, ausgearbeitetes Konzept, das der Arbeit innerhalb der Bezugsbetreuung Struktur und Ziele gibt.

Dies hat zur Folge, dass das System, obwohl erfolgreich, etabliert und wirksam, nach außen nur schwer repräsentiert werden kann, da ihm scheinbar die eigene theoretische, konzeptionelle Basis fehlt. Dies stellt ein großes Problem dar, da die pädagogische Arbeit grundsätzlich eine theoriegeleitete Arbeit ist. Daher erscheint es nötig und sinnvoll, die praktisch angewendete Methode, Inhalte und Organisation des Bezugsbetreuer*systems* in einem theoretischen Bezugsbetreuer*konzept* festzuhalten. Dieses soll die Aufgabe erfüllen, den verschiedenen damit arbeitenden Berufsgruppen eine Basis zu geben, auf der sich ihr Handeln begründen und einordnen lässt. Außerdem soll dadurch die Bearbeitung und Verbesserung des Handlungskonzeptes vereinfacht werden, da festgelegte Ziele und organisatorische Strukturen zum qualitativen Vergleich vorhanden sind. Nach außen soll das Konzept einen informierenden Einblick in die Bezugsbetreuung gewähren und Öffentlichkeitsarbeit ermöglichen, damit die Bedeutung des Systems bekannt werden kann und es mögliche Förderung und Fürsprecher erhält. Das Konzept wäre überprüfbar und es könnte sich damit auf der Grundlage empirischer Daten wissenschaftlich auseinandergesetzt werden, was für die Qualitätssicherung eines Konzeptes unerlässlich ist.

Die Bezugsbetreuung in der heilpädagogisch-therapeutischen Praxis stellt ein adressatenbezogenes Konzept dar, da es speziell für die Zielgruppe der verhaltensauffälligen, traumatisierten, psychisch kranken und schwerpunktmäßig bindungsgestörten Kinder entwickelt wurde und organisationsübergreifend Anwendung findet. Das im Folgenden beschriebene Konzept ist nicht als fertige Konzeption der Bezugsbetreuung zu verstehen, sondern stellt den Versuch eines Konzeptentwurfes dar, der nicht „fertige Rezepte" liefert. Vielmehr könnte er eine Gelegenheit bieten zum Weiterdenken, -diskutieren und -entwickeln in der praktischen Arbeit. „Theoriegeleitete Arbeit braucht Strukturen, die Theorie kann aber nie die Praxis ersetzen" (Buddenbaum 2003, 4).

6.2.2 Rahmenbedingungen

Das hier entworfene Konzept für die Bezugsbetreuung ist für die heilpädagogisch-therapeutische Arbeit in Einrichtungen gedacht, in denen Kinder über einen längeren Zeitraum, der mindestens 3-6 Monate umfasst, untergebracht sind. Dies können vollstationäre Einrichtungen, aber auch teilstationäre, wie z. B. Tagesgruppen sein. Da der Aufbau einer tragfähigen Beziehung bei der Behandlung bindungsgestörter Kinder einen langwierigen Prozess darstellt, wäre es nur wenig sinnvoll, das Konzept in Einrichtungen anzuwenden, in denen die Kinder nur kurze Zeit untergebracht sind.

Im Mittelpunkt des Konzeptes stehen pädagogische Aufgaben, weshalb das Konzept der Bezugsbetreuung in der Praxis hauptsächlich von pädagogischen Fachkräften umgesetzt werden sollte. Außerdem sieht das Konzept vor, dass jedem Kind ein Bezugsbetreuer zugeordnet ist. Die Voraussetzung dafür ist, dass der Personalschlüssel der Zahl der Kinder angepasst sein muss und der Großteil der Mitarbeiter auf einer Vollzeit- oder zumindest Dreiviertel-Stelle arbeiten sollte.

6.2.3 Ziele

Da das Bezugsbetreuersystem ein mehrdimensionales methodisches Konzept darstellt, müssen für jede dieser Dimensionen entsprechende Ziele ausgearbeitet sein. Die erste Dimension umfasst die heilpädagogisch-therapeutische Arbeit mit den Kindern, also die Adressatenebene. Die Beziehungsgestaltung muss an konzeptionell festgehaltenen Zielen orientiert sein, damit sie den Anspruch der Professionalität erheben kann. Auf der Adressatenebene bezieht sich das Konzept außerdem auf die Elternarbeit. Sie stellt einen nicht unwesentlichen Teil der Arbeit dar, da es für die Entwicklung der Kinder wenig förderlich ist, wenn sie neue

119

Bindungsmuster erlernen und anschließend einem unveränderten Umfeld gegenüber treten, das sie zwingt, ihre gewohnten, pathologischen Verhaltensweisen wieder zu aktivieren. Grundlagen für die Zielentwicklung bieten unter anderem die genaue Auseinandersetzung mit der Zielgruppe und deren Problemen, Fachliteratur sowie Berichte und Erfahrungen aus der Praxis (vgl. Knapp 2002, 108).

Neben den adressatenbezogenen Zielen, müssen auch solche auf der Mitarbeiter- und Institutionsebene ausgearbeitet sein. Sie legen fest, was das Konzept organisatorisch erreichen soll und was es für die Mitarbeiter bedeutet. Mit ihrer Hilfe lassen sich die Aufgaben der Bezugsbetreuer differenzierter definieren.

Ziele der pädagogischen Arbeit mit den Kindern

Die hier aufgeführten Ziele wurden aus der teilweise selbst beobachteten praktischen Arbeit mit dem Bezugsbetreuersystem abgeleitet, aus Konzepten verschiedener Einrichtungen sowie aus der wissenschaftlichen Auseinandersetzung mit Bindungsstörungen im Kindesalter in der Fachliteratur.

Leitziel

Verbesserung bzw. Wiederherstellung einer gesunden Beziehungsfähigkeit.

Richtziel

Die Kinder sollen eine folgerichtige, kompetente, ihnen individuell angepasste pädagogisch-therapeutische Betreuung erhalten, bei der sie in einer professionell gestalteten Beziehung zu einer Hauptbindungsperson positive, regulierende Beziehungserfahrungen machen können.

Grobziele

Die Grobziele ergeben sich aus dem Richtziel und differenzieren und konkretisieren es für die praktische Anwendung.

- Die Kinder sollen in die Lage versetzt werden, eine tragfähige Beziehung aufzubauen.
- Sie sollen lernen, Bindungspersonen (Erwachsenen) wieder Vertrauen entgegen bringen zu können
- Aufbau einer Atmosphäre des „Gehaltenwerdens"
- Die Kinder sollen Stabilität, Sicherheit und Verlässlichkeit in Beziehungen erfahren können

- Sie sollen die Erfahrung der Kontinuität von Beziehungen auch bei Trennung machen
- Sie sollen anhand des Modellverhaltens des Bezugsbetreuers „normales" Bindungsverhalten lernen
- Sie sollen die Möglichkeit erhalten, Wut, Ängste und frühere Bindungserfahrungen auf die Bezugsbetreuer zu projezieren
- Sie sollen die Möglichkeit erhalten, frühere Erfahrungen mit Unterstützung des Betreuers zu be- und verarbeiten
- Sie sollen die Gelegenheit erhalten, ihr inneres Gleichgewicht wieder zu finden
- Sie sollen lernen, mit Unterstützung des Bezugsbetreuers ihren Alltag zu bewältigen
- Kontakten zu Gleichaltrigen sollen gefördert werden
- Selbstvertrauen und Selbstbewusstsein sollen gestärkt werden
- Die Kinder sollen in der Ganzheitlichkeit ihrer Person Wertschätzung und Hilfe erfahren
- Ihnen soll der Weg geebnet werden, um sich wieder in der Ursprungsfamilie bzw. in einer Pflegefamilie integrieren und dort positive, tragfähige Beziehungen aufbauen zu können

Feinziele
Die Feinziele der Bezugsbetreuung können nicht pauschal für alle Adressaten in der Konzeption festgehalten werden. Da sie sich auf die speziellen Bedürfnisse jedes einzelnen Kindes beziehen, müssen sie in der jeweiligen Erziehungsplanung individuell ausgearbeitet werden. Meist beinhaltet dieser Feinzielkatalog nicht nur auf die Bindungsstörung des Kindes ausgerichtete Ziele, sondern auch solche, die sich auf die eventuell nötige funktionstherapeutische Förderung in anderen Lebensbereichen, wie z. B. Sprache oder die körperliche Entwicklung, beziehen. Da das Bezugsbetreuersystem eine ganzheitliche Hilfe bietet, darf bei der Feinzielentwicklung kein Lebensbereich außer Acht gelassen werden. Ein solcher Feinzielkatalog könnte z. B. so aussehen, wie der aus der Erziehungsplanung von Jonas:

- Jonas soll in der Eigeninitiative bei der Kontaktaufnahme gefördert werden
- Entwickeln der Fähigkeit Wünsche und Bedürfnisse zu äußern
- Förderung der Verbalisierung und nonverbalen Äußerung von emotionalen Zuständen
- Das Kind soll einen angemessenen Umgang mit Aggressionen erlernen
- Förderung der Fähigkeit Konflikte mit Bindungspersonen zuzulassen und auszutragen

- Jonas soll Sicherheit in Beziehungen erlangen können
- Jonas soll durch die Trennung von seinem schwierigen familiären Umfeld Entlastung erfahren
- Jonas soll die Möglichkeit erhalten, in der Beziehung zu seiner Bezugsbetreuerin die Rolle des Kindes einnehmen zu können
- Förderung von altersangemessenen Spielkontakten zu Gleichaltrigen
- Förderung von altersangemessenem Spiel
- Stärkung des Selbstbewusstseins und des Selbstvertrauens
- Förderung der motorischen Fähigkeiten
- Klärung der Zukunftsperspektive

Ziele der Elternarbeit

- Die Eltern sollen sowohl über die Störung als auch über die Arbeit mit ihrem Kind informiert werden
- Sie sollen die Situation ihres Kindes verstehen lernen
- Sie sollen über mögliche Verhaltensänderungen des Kindes im Laufe der Behandlung aufgeklärt werden
- Aufbau einer vertrauensvollen, tragfähigen Beratungsbeziehung
- Aufdeckung und Bearbeitung eigener traumatischer Bindungserfahrungen und deren Ursache
- Förderung und Entwicklung der eigenen Beziehungsfähigkeit
- Training und Beratung im Umgang mit dem Kind
- Das Erhalten von Informationen über familiäre Hintergründe

Mitarbeiter- und Institutionsbezogene Ziele

- Dezentralisierung von Entscheidungsprozessen
- Verkürzung von Entscheidungswegen
- Verbesserung der Arbeitszufriedenheit der Mitarbeiter
- Die Mitarbeiter sollen in ihrer Entscheidungsfähigkeit gefördert werden
- Erhöhung der Eigenverantwortlichkeit der Mitarbeiter
- Kompetenzerweiterung der Mitarbeiter in persönlichen, sozialen und fachlichen Bereichen
- Förderung und Aufwertung der Arbeit in einem multiprofessionellen Team
- Die Ressourcen des einzelnen Teammitgliedes sollen optimal genutzt werden
- Repräsentation und Legitimation der pädagogischen Arbeit nach Außen

- Information

6.2.4 Ernennung und Wechsel der Bezugsbetreuung

Wie in Kapitel 2.2.5 beschrieben, gibt es für die Ernennung des Bezugsbetreuers zwei verschiedene Varianten. Die eine besteht darin, dass dem Kind vom ersten Tag seiner stationären Aufnahme ein Bezugsbetreuer zur Seite gestellt wird. Dies hat den Vorteil, dass es bereits in der Orientierungsphase einen festen Ansprechpartner und Haltepunkt hat, was ihm in der neuen Umgebung und Situation Sicherheit gibt. Außerdem kann mit der Beziehungsarbeit vom ersten Tag an begonnen werden.

Die zweite Variante sieht vor, dass das Kind in der ersten Zeit seines Aufenthaltes noch keinen festen Bezugsbetreuer zugewiesen bekommt, damit zunächst geschaut werden kann, welcher Betreuer für das Kind am besten geeignet ist. Diese Art der Zuteilung ist nicht klar definiert und strukturiert. Weder der Zeitraum der „Orientierungsphase", noch klare Zuordnungskriterien sind formuliert. Dies kann zur Folge haben, dass Bezugsbetreuer und Kind erst nach einigen Wochen zueinander finden oder dass weniger ansprechende Kinder - wie z. B. solche mit schwerstaggressivem Verhalten oder Enkopresis - keiner Bezugsperson zugeordnet werden können (vgl. Schichterich 1999, 10).

Kistner (1997, 25) macht zu den Zuordnungskriterien in der Bezugspflege einige Vorschläge, die auch auf das Bezugsbetreuerkonzept übertragen werden könnten:

- *Zugangszeitpunkt:* Wer einen Bezugspatienten (hier -klienten) abgegeben hat, bekommt die nächste Aufnahme zugeordnet.
- *Wunsch des Patienten:* Der Patient (das Kind) sucht sich seine Bezugsperson selbst aus.
- *Therapeutenmerkmal:* Das Team überlegt, welche Pflegeperson (Bezugsbetreuer) zu dem Kind passt.
- *Gruppenweise nach Therapiegruppen:* Jede Pflegeperson ist für alle Patienten einer zusammengehörigen Gruppe zuständig.

Für die Bezugsbetreuung erscheinen die Zuordnungskriterien des Therapiemerkmals und der Wunsch des Kindes am sinnvollsten. Betreuer und Kind bekommen die Gelegenheit, sich in einer „Schnupperphase" kennen zu lernen, in der sich das Kind seine Bezugsperson aussucht, indem es verbal oder nonverbal seine Sympathie ausdrückt oder in der ein Betreuer feststellt, dass er zu einem Kind einen besonderen Zugang hat. Diese Phase darf nicht zu lang sein, um dem Kind möglichst schnell den Halt und die Hilfe einer Bezugsbeziehung bieten zu können. Ein Zeitraum von 2-4 Wochen sollte ausreichen, damit Kind und Betreuer sich ein Bild voneinander gemacht haben.

Nach diesem Zeitraum wird in einer Fallbesprechung mit dem Team entschieden, welcher Betreuer dem Kind als Bezugsperson zugeordnet wird. Falls nicht alle Teammitglieder an der Besprechung teilnehmen können, sollten deren Wünsche und Ansichten vorher mitgeteilt werden. Auf diese Weise kann das Risiko gemindert werden, dass sich während der begonnenen Beziehungsarbeit zwischen Bezugskind und Betreuer unlösbare Konflikte herausstellen, die eine Beziehungsarbeit erschweren oder unmöglich machen.

Soweit es in den Möglichkeiten des Kindes liegt, sollte es von seinem Mitspracherecht Gebrauch machen können und bei der Ernennung seines Bezugsbetreuers mit eingebunden werden. Auch für den Bezugsbetreuer muss die Zusammenarbeit vorstellbar und realistisch sein. Durch den Austausch im Team erfährt der Betreuer Unterstützung in seiner Entscheidungsfindung und es kann von außen reflektiert werden, ob die Paarkombination für das Kind positiv und förderlich ist.

Sollten tatsächlich unlösbare Konflikte auftreten, die eine wirksame Beziehung unmöglich machen - oder Konflikte auf der persönlichen Ebene des Bezugsbetreuers, bei denen eine weitere Zusammenarbeit unmöglich erscheint - so muss der Betreuer das Recht haben, die Bezugsbetreuung abzugeben. Wer die Bezugsbetreuung zukünftig übernimmt, sollte eine gemeinsame Entscheidung des Teams sein. Wichtig ist, dass der Bezugsbetreuer im Falle des Wechsels für einen sensiblen Abschluss der Betreuung sorgt, dem Kind aber dennoch eine klare Begründung dafür gibt, so dass es in seiner Beziehungsstruktur nicht verunsichert oder zurück geworfen wird. Auch liegt es in der Verantwortung des Bezugsbetreuers, für eine klare Anbindung des Kindes an den künftigen Betreuer zu sorgen.

Ein Wechsel der Bezugsbetreuung sollte aber immer das letzte Mittel sein. Zuvor muss in Team- und Fallbesprechungen sowie in Supervisionen versucht werden, die Ursachen der Beziehungsstörung herauszufinden und zu lösen.

Im Verlauf der Beziehungsarbeit ist die Zufriedenheit und Qualität der Bezugsbetreuung in regelmäßigen Abständen zu überprüfen. Gespräche darüber sollten mindestens in Abständen von vier Wochen, maximal aber vierteljährlich stattfinden, abhängig von der Aufenthaltsdauer des Kindes, dem Schweregrad der zu behandelnden Störung und den Anforderungen, die durch sie an die Bezugsbetreuerbeziehung gestellt werden. Die Gespräche sollten vor allem folgende Themenbereiche beinhalten (vgl. Buddenbaum 2003, 4):

- Überprüfung der Ziele und Methoden der Beziehungsgestaltung
- Feststellung der Befindlichkeit des Kindes
- Feststellung der Befindlichkeit des Bezugsbetreuers innerhalb der Beziehung zu dem Kind
- Klärung der Ansprüche an den Bezugsbetreuer (z. B. Freizeitgestaltung, Zuständigkeiten, Verantwortungen usw.)

6.2.5 Aufgaben des Bezugsbetreuers

Die Aufgaben des Bezugsbetreuers ergeben sich aus den Zielen der Bezugsbetreuung. Diese sieht vor, dass jeder Bezugsbetreuer die Verantwortung für alle Belange seines Bezugskindes übernimmt. In der oben beschriebenen Beziehungsgestaltung der Betreuerin mit Jonas in ihrer Funktion als dessen Bezugsbetreuerin zeigt sich bereits, dass die Aufgabengebiete des Bezugsbetreuers zahlreich und komplex sind. Dies resultiert aus dem Anspruch der ganzheitlichen Betreuung und dem auf die intensive Beziehungsarbeit gerichteten Fokus. Diese Aufgaben können in drei Gebiete aufgeteilt werden (vgl. Konzept Süddeutschland 2004, 2);

a) Kindbezogene Aufgaben
b) Elternbezogene Aufgaben
c) Schulbezogene Aufgaben

a) Kindbezogene Aufgaben

- *Aufbau eines Vertrauensverhältnisses und einer tragfähigen Beziehung*
Die Beziehungsarbeit stellt die zentrale Aufgabe des pädagogischen Konzeptes der Bezugsbetreuung dar. Alle Fördermaßnahmen für das Kind bauen darauf auf. Der Bezugsbetreuer muss von Beginn des Bezugsbetreuungsverhältnisses bemüht sein, diese tragfähige Beziehung mit dem Kind zu entwickeln.

- *Auf die Bedürfnisse des Kindes eingehen*
Der Bezugsbetreuer ist für das Kind Hauptansprechpartner und Bezugsperson in der Einrichtung. Er kümmert sich um alle Belange des Kindes. Daher ist auch eine seiner wichtigsten Aufgaben, die Bedürfnisse des Kindes, z. B. nach körperlicher Nähe oder klare Grenzsetzung, adäquat und verlässlich zu befriedigen, um dem Kind Sicherheit und Halt zu geben - so, wie dies die Aufgabe jeder Bindungsperson ist

- *Kontakt zum Bezugskind suchen und halten*
Nur durch eine kontinuierliche Interaktion können sich Betreuer und Kind kennen lernen und kann das Kind Vertrauen zu seinem Bezugsbetreuer aufbauen. Die Initiative für die Beziehung muss vor allem in der Anfangsphase verstärkt vom Bezugsbetreuer ausgehen, damit das Kind spürt, dass er Interesse an ihm hat und sich durch seine Initiative gehalten fühlt. Dabei muss der Betreuer jedoch darauf achten, das Kind nicht zu einer Beziehung zu drängen oder es einzuengen, da die Beziehung für das Kind dann wenig positiv ist. Manche Kinder ziehen sich aufgrund ihrer aus der Erfahrung entwickelten Bindungsmuster von Beziehung zurück, sodass der Betreuer immer wieder den Schritt auf das Kind zumachen muss.

- *Emotionale und körperliche Beständigkeit bieten*
Der Betreuer muss in seiner emotionalen und körperlichen Zuwendung und Reaktion für das Kind verlässlich sein, sodass es sich ohne Unsicherheit oder Angst hinsichtlich seines Verhaltens ihm gegenüber an den Bezugsbetreuer wenden kann.

- *Kontaktperson im Alltag sein, die dem Kind Hilfestellungen anbietet*
Der Bezugsbetreuer muss für das Kind eine besondere Kontaktperson darstellen, an die es sich jederzeit bei Alltagsproblemen wenden kann. Außerdem ist der Bezugsbetreuer ein Begleiter für das Kind im Alltag, strukturiert dessen Tagesablauf und unterstützt es dabei, sich im Alltag zurecht zu finden und dessen Aufgaben - wie Zimmer aufräumen oder Zähneputzen - zu bewältigen.

- *Anbieten von Einzelkontakten*
In Einzelsituationen zwischen Bezugskind und Bezugsbetreuer kann die Beziehung zwischen den beiden intensiviert und gefestigt werden. Das Kind erhält die Versicherung, dass der Betreuer Interesse an ihm hat und gerne Zeit mit ihm alleine verbringt, es ihm also mehr bedeutet als andere, was sein Selbstwertgefühl stärkt. In Einzelkontakten mit einer engen Bindungsperson hat das Kind außerdem eher die Möglichkeit, vertrauliche Dinge mitzuteilen oder Probleme, die es belasten, anzusprechen. Ebenso kann der Bezugsbetreuer sensible Themen im Einzelkontakt ansprechen oder emotional belastende Informationen dem Kind mitteilen.

- *Krisenintervention*
Krisenintervention bezieht sich nicht nur auf das Schlichten von Streitigkeiten zwischen Kindern, sondern umfasst auch Krisen, die das Bezugskind z. B. durch Probleme in der Schule, mit anderen Betreuern oder durch Eltern erfährt. Der Bezugsbetreuer tritt dem Kind zur

Seite, gibt ihm in der akuten Not Trost und hilft ihm, Strategien zu entwickeln, das Problem zu lösen oder zu verarbeiten.

- *Integration des Kindes in die Gruppe und Förderung von Außenkontakten*
  Der Bezugsbetreuer muss dafür sorgen, dass das Kind innerhalb der Gruppe eingebunden und akzeptiert wird und altersgemäße freundschaftliche Kontakte zu anderen Kindern knüpfen kann. Er unterstützt es bei der Gestaltung von Spielkontakten und ist Modell für das Initiieren von Spielsituationen.

- *Einübung sozialer Fertigkeiten*

- *Begleitung und Unterstützung des Kindes bei schwierigen Kontakten mit den Eltern*
  Der Bezugsbetreuer steht dem Kind bei schwierigen Kontakten unterstützend zur Seite, um dem Kind ein Gefühl der Sicherheit zu vermitteln und zu seinem Schutz in eventuell problematischen Situationen einzugreifen. Außerdem gibt er, wenn nötig, sowohl dem Kind als auch den Eltern Hilfestellung beim Umgang miteinander.

- *Koordination notwendiger Termine*
  Für Kinder in heilpädagogisch-therapeutischen Einrichtungen ergeben sich über die Woche verteilt meist viele regelmäßige Termine, wie Psychotherapiesitzungen, Ergotherapie, Sprachtherapie usw. Außerdem kommen noch unplanmäßige Termine wie z. B. ärztliche Untersuchungen hinzu. Diese müssen vom Bezugsbetreuer so koordiniert werden, dass sie nicht miteinander kollidieren oder das Kind in ihrer Fülle überfordern.

- *Hauptverantwortlichkeit für den Einkauf von Dingen des persönlichen Bedarfs, sowie Verwaltung des Taschengeldes*

- *Strukturierung des Tagesablaufes*

- *unterstützende Begleitung des Kindes bei eventuellen Arzt-, Amts- oder Gerichtsterminen*

- *Lobby für das Kind sein, sich für seine Interessen einsetzen*

- *Planung und Durchführung von Einzel- und Gruppenaktivitäten*
  Neben der Verantwortung für sein Bezugskind ist der Bezugsbetreuer immer auch für die gesamte Gruppe zuständig. Daher gehören auch Aufgaben in seinen Tätigkeitsbereich, die alle Kinder betreffen.

- *Aufstellen von Wochenplänen*

- *Das Aufstellen von Regeln und das Achten auf deren Einhaltung*

- *Kritisches Hinterfragen der Beziehung zum Kind und ständige Reflexion*
Dies ist notwendig, damit der Bezugsbetreuer sowohl das Verhalten des Kindes, als auch seine eigenen Handlungen und die Beziehung in Bezug auf die Förderziele hin reflektieren und ausrichten kann. Da der Bezugsbetreuer selbst - trotz Professionalität - enger persönlicher Teil der Beziehung ist und aus dieser Situation heraus manche Aspekte nicht selbst erkennen kann, ist das Feedback des Teams nötig, damit er einen objektiveren Einblick in die Beziehung erhalten kann.

- *Steuerung und Kontrolle des Beziehungsverhältnisses*
Der Bezugsbetreuer muss darauf achten, dass das Beziehungsverhältnis zu seinem Bezugskind auf der professionellen Ebene stattfindet, also zielgerichtet bleibt. Er muss dem Kind genau die Beziehungsperson bieten, die es in seiner gegenwärtigen Situation braucht. Ebenso hat er auf eine ausgewogene Nähe/Distanzregulierung zu achten, so dass die Beziehung nicht zu einem Abhängigkeitsverhältnis führt oder aber nicht die nötige Intensität erreicht.

- *Intensive Beobachtung des Bezugskindes, Sammeln und Reflektieren von Informationen, Durchführung der Erziehungsanamnese*
Durch das Sammeln von Informationen durch die intensive Beobachtung des Kindes muss der Bezugsbetreuer ermitteln, welche Ressourcen, Bedürfnisse und Defizite sein Bezugskind im pädagogischen Bereich hat. Aus dieser Anamnese ergeben sich die Ziele und Methoden für die pädagogisch-therapeutische Arbeit. Die intensive Beobachtung setzt sich in der folgenden Arbeit mit dem Kind fort, um Verhaltensänderungen oder Fortschritte des Kindes erkennen zu können.

- *Verantwortliche Ausarbeitung des Erziehungsplanes*
Dies geschieht auf der Grundlage der Erziehungsanamnese und in Kooperation mit dem Team. In ihm werden Erziehungsziele, pädagogische Methoden und für das Kind speziell geltende Regeln festgehalten, so dass sie für alle Mitarbeiter jederzeit einzusehen sind.

- *Auf die Einhaltung und Umsetzung des Erziehungsplanes achten*

- *Regelmäßige Überprüfung von Erziehungszielen und gegebenenfalls Umformulierung oder Neuerstellung*

- *Teilnahme an möglichen Hilfeplangesprächen*
Bei diesen Gesprächen vertritt der Bezugsbetreuer die Interessen des Kindes und macht dessen aktuelle Situation transparent, sodass der Hilfeplan im Sinne des Kindes formuliert werden kann.

- *Enge Kooperation mit zuständigen Ärzten und Psychologen/Therapeuten*
  Diese Kooperation ist notwendig, damit alle Beteiligten des multiprofessionellen Teams, die mit einem Kind arbeiten, über dessen Befindlichkeit und Situation in den verschiedenen Bereichen informiert sind.
  Durch die Kooperation wird eine einheitliche Behandlung des Kindes
  ermöglicht.

- *Umsetzen therapieergänzender oder -ausführender Maßnahmen*
  Der Bezugsbetreuer ist dafür zuständig, darauf zu achten, dass die
  therapieergänzenden und -ausführenden Maßnahmen, wie z. B. Ver-
  haltens- oder Essenspläne, die im Alltag nötig sind durchgeführt
  werden, was einen Teil der Kooperation mit Ärzten und Therapeuten
  ausmacht.

- *Einholen und Weitergeben von Informationen über das Kind im Austausch
  mit dem Team*
  Dies ist wichtig, damit der Bezugsbetreuer zum einen informiert ist
  über die aktuelle Situation seines Bezugskindes, zum anderen, damit
  gerade in seiner Abwesenheit die anderen Teammitglieder entsprechend auf das Kind eingehen können, z. B. die selben unerwünschten
  Verhaltensweisen auf gleiche Weise wie der Bezugsbetreuer sanktionieren.

- *Dokumentation von Verhalten und des Entwicklungsverlaufes*
  Dies ist notwendig um den Entwicklungsverlauf des Kindes und die
  Wirksamkeit der Maßnahmen für alle Mitarbeiter transparent und
  nachvollziehbar zu machen. Die Dokumentationen bieten die Grund-
  lage für die Erarbeitung und Überarbeitung des Erziehungsplanes.
  Außerdem gibt sie gegebenenfalls auch Jugendämtern oder Gerichten
  Informationen über die Situation des Kindes und Legitimation der
  außerfamiliären Unterbringung und Behandlung, was z. B. für die
  Träger der Maßnahme (Krankenkassen, Jugendämter usw.), sowie bei
  Sorgerechtsfällen oder Missbrauchsfällen von entscheidender Bedeutung ist.

- *Begleitung des Kindes in der Abschiedsphase*
  Diese Phase stellt für das Bezugskind einen entscheidenden Abschnitt
  in der Beziehung zu seinem Bezugsbetreuer dar. Je nachdem, wie der
  Abschied gestaltet ist, kann er die vorher geleistete Beziehungsarbeit,
  das Bindungsverhalten und Vertrauen des Kindes stark beeinflussen.
  Daher muss der Bezugsbetreuer das Kind sensibel und dicht beglei-
  ten, die Beziehung gleichzeitig behutsam lösen und es an zukünftige
  Bezugspersonen anbinden.

129

- *Begleitung der Anbahnung/Vorbereitung bei Fremdunterbringung*
Bei der Vermittlung des Kindes in eine Pflegefamilie ist es wichtig, dass der Bezugsbetreuer die Anbahnung mit begleitet. Für das Kind bietet er in der unbekannten, aufregenden und vielleicht auch ängstigenden Situation eine sichere, vertraute Zufluchtsstätte, von wo aus das Kind Kontakt zu den Pflegeeltern aufnehmen kann. Außerdem kann der Bezugsbetreuer bei Vorstellungsgesprächen und dem Zugehen der Pflegeeltern auf das Kind ersehen, ob die Familie geeignet ist oder nicht. Bei einer Fremdunterbringung in einem Heim begleitet der Betreuer sein Bezugskind ebenfalls in die neue Umgebung und hilft ihm so, sich mit seiner neuen Lebenssituation und den neuen Bezugspersonen vertraut zu machen.

b) Elternbezogene Aufgaben

- *Den Eltern persönlich bekannt sein*
Dadurch, dass der Bezugsbetreuer den Eltern bekannt ist, erhalten auch sie einen festen Ansprechpartner, an den sie sich in Bezug auf die Belange ihres Kindes wenden können. Außerdem bietet es ihnen die Sicherheit, zu wissen, wer sich um ihr Kind während seines stationären Aufenthaltes kümmert, was sie entlastet und die Arbeit mit den Eltern erleichtert.

- *Kontakt zu den Eltern suchen und halten*
Dies ist insbesondere nach Wochenenden und längeren Beurlaubungen wichtig. In diesen Kontakten kann man von den Eltern wichtige Informationen über das Verhalten des Kindes im familiären Umfeld erhalten, über eventuelle Konflikte, Veränderungen oder Verbesserungen. Auch erhält man Hintergrundinformationen über das soziale Umfeld, die für das Verständnis des Kindes von Bedeutung sind.

- *Absprachen zu Terminen sowie zur Versorgung treffen*
Damit die Arbeit mit dem Kind erfolgreich verlaufen kann, ist es wichtig, dass die Zusammenarbeit mit den Eltern gut funktioniert. Daher sind Absprachen zwischen ihnen und dem Bezugsbetreuer unerlässlich, damit es nicht zu Missverständnissen oder nicht eingehaltenen Terminen kommt, die das Kind verunsichern können. Auch die Versorgung der Grundbedürfnisse wie genügend und angemessene Kleidung, Taschengeld usw. muss mit den Eltern koordiniert werden.

- *Bei Bedarf Teilnahme an Eltern- und Familiengesprächen sowie an Hausbesuchen*

- *Mitgestaltung der Elternarbeit*

c) Schulbezogene Aufgaben

- *Regelmäßigen Kontakt zu zuständigen Lehrern halten und Austausch über Leistungsstand und Sozialverhalten*
- *Durchführung und Koordination von notwendigen Fördermaßnahmen*
- *Teilnahme an Vorstellungsgesprächen in Schulen*
- *Bei Bedarf Begleitung des Kindes*
  Innerhalb seiner Arbeitszeit kann der Bezugsbetreuer diesen Anforderungen alleine kaum im Sinne des Kindes gerecht werden. Aus diesem Grund muss er bestimmte Aufgaben an andere Mitglieder des Teams delegieren können.

6.2.6 Gewährleistung der Vertretung

Bei längerer Abwesenheit des Bezugsbetreuers, sei es bei Urlauben oder Krankenständen, muss eine Vertretung sichergestellt sein, die die Beziehungsarbeit mit dem Kind und auch die Wahrnehmung wichtiger Termine bis zur Rückkehr des Bezugsbetreuers weiter führt. Kürzere Trennungen gehören zur Realität von Beziehungen und sind ein wichtiger Bestandteil des Lernprozesses des Kindes. Es kann dadurch erkennen, dass Beziehung auch dann Bestand hat, wenn die Bezugsperson körperlich nicht anwesend ist. Längere Trennungen allerdings können die Beziehungsarbeit, insbesondere in der Anfangsphase, verunsichern. Außerdem ist der Bezugsbetreuer mit den Belangen des Kindes sowie wichtigen Terminen am Besten vertraut, sodass in seiner Abwesenheit ohne informierte Vertretung nicht entsprechend auf das Kind eingegangen werden kann. Daher ist es wichtig, dass der Bezugsbetreuer in Absprache mit dem Team einen Vertreter auswählt. Für diesen muss die Beziehung zu dem Kind ebenfalls realisierbar und auch mit den Bedürfnissen seines eigenen Bezugskindes vereinbar sein.

Der Zeitpunkt und die Auswahl dieses Vertreters sollte bereits zu Beginn der Bezugsbetreuung getroffen werden, so dass für die gesamte Dauer des Bezugsbetreuerverhältnisses ein fester Vertreter zur Verfügung steht, der dem Kind auch von Beginn an bekannt ist. Wenn möglich, sollte es in die Überlegungen aktiv mit einbezogen werden. Auf diese Weise wird verhindert, dass das Kind bei längerer Abwesenheit des Bezugsbetreuers möglicherweise mit immer wechselnden Vertretern konfrontiert wird. Für das Kind wird so auch in der Beziehung zum Vertreter eine Kontinuität und Sicherheit gewährleistet. Ebenso sind die Eltern über die vertretende Person in Kenntnis zu setzen, sodass auch sie bei Abwesenheit des Bezugsbetreuers einen festen und bekannten Ansprechpartner haben.

Der Bezugsbetreuer muss seinen Vertreter regelmäßig über die laufenden Belange, wichtigen Termine und die Situation des Kindes informieren, sodass dieser auch bei plötzlicher Krankheit jederzeit nahtlos die Betreuung übernehmen kann. Vor einer geplanten Abwesenheit sollte der Bezugsbetreuer anstehende Arbeiten nach Möglichkeit abschließen, offene und noch zu verfolgende Aufgaben müssen entsprechend transparent und umfassend übergeben werden.

6.2.7 Einbindung in das multiprofessionelle Team

In heilpädagogisch-therapeutischen Einrichtungen wird das Bezugsbetreuersystem in der Zusammenarbeit eines multiprofessionellen Teams realisiert, das aus Angehörigen verschiedenster Berufsgruppen - wie z. B. Pflegepersonal, Sozialarbeiter, Heil- und Sozialpädagogen, Ärzten, Therapeuten, Logopäden Psychologen, Erziehern usw. - besteht. Dies ist nötig, damit den Kindern eine ganzheitliche Hilfe zukommen kann. Dazu tragen die unterschiedlichen Zugänge und beruflichen Perspektiven sowie deren gegenseitiger Abgleich bei.

Damit die Zusammenarbeit im Team stattfinden kann, ist es von entscheidender Notwendigkeit, dass „geeignete Kommunikationsstrukturen für einen funktionierenden, aufgabenbezogenen Informationsfluss" (Kistner 2002, 208) existieren. In der Bezugsbetreuung sollten dafür sowohl schriftliche als auch mündliche Wege genutzt werden. Schriftlich festgehaltene Informationen, meist Erziehungspläne und –dokumentationen sowie Verhaltensbeobachtungen erreichen auch Personen, die nicht unmittelbar zur Verfügung stehen. Außerdem sind sie speicherbar und zu einem späteren Zeitpunkt noch verfügbar. Diese schriftliche Dokumentation sollte täglich geschehen, damit eine lückenlose Informationsfesthaltung gewährleistet ist.

Mündlicher Austausch ist alltagsnäher und flexibler, wenn auch weniger systematisch. Diese Art des Informationsaustausches sollte besonders in der täglichen Arbeit angewendet werden, z. B. bei der Dienstübergabe, bei der die Kollegen über die aktuellste Situation und Befindlichkeit der Kinder direkt informiert werden.

Wichtigen mündlichen Informationsaustausch sollten außerdem regelmäßige Fallbesprechungen im Team bilden. Dabei treffen die einzelnen mit dem Kind arbeitenden Berufsgruppen zusammen, um sich über aktuelle Geschehnisse und Perspektiven auszutauschen und ziel- und zukunftsorientierte Entscheidungen zu treffen. In diesen Besprechungen erhält der Bezugsbetreuer wichtige Informationen über die Entwicklungen seines Bezugskindes in dessen verschiedenen Lebensbereichen, die er in der alltäglichen Beziehungsgestaltung berücksichtigen kann und muss. Er wiederum kann die Kollegen aus den anderen Berufsgruppen über die Entwicklungen in der täglichen Beziehungsgestaltung informieren. Daneben tritt er außerdem als Stellvertreter für die Interessen des Kindes auf und nimmt bei der Findung von Entscheidungen durch seine Nähe zu dem Bezugskind eine besondere Position ein. Die Fallbesprechungen sollten regelmäßig - vorzugsweise einmal pro Woche - stattfinden, damit aktuelle Entwicklungen, Informationen und eventuelle Probleme so direkt wie möglich besprochen werden können und entsprechend zügig auf sie reagiert werden kann.

Neben den wöchentlichen Fallbesprechungen sollte es außerdem regelmäßige, am besten monatlich stattfindende Besprechungen des Erziehungsteams geben, in denen die Erziehungspläne der Kinder entworfen, kontrolliert und überarbeitet werden. Dabei übernimmt der jeweilige Bezugsbetreuer die Verantwortung für den Erziehungsplan seines Bezugskindes. Da dieser jedoch im Austausch mit dem Gesamtteam erarbeitet wird und nicht von ihm alleine, muss seine Verantwortung dementsprechend gestaltet sein. Er übernimmt die Koordination des Planungsablaufs, führt einzelne Teilplanungen und Ideen zu Methoden zusammen und sorgt bei konkurrierenden Teilplanungen für die entsprechende Anpassung. Neben der pädagogischen Arbeit mit seinem Bezugskind übernimmt der jeweilige Betreuer bei der Erziehungsplanung also auch die Funktion eines „Prozesskoordinators" (vgl. Kistner 2002, 137).

6.2.8 Entscheidungskompetenzen, Verantwortlichkeiten und Zuständigkeiten

Trotz der hohen Eigenverantwortlichkeit des Bezugsbetreuers kann eben diese nur durch enge und gute Teamarbeit realisiert werden. Damit diese gewährleistet ist, bedarf ein Team formeller und verbindlicher Strukturen, zu denen im Wesentlichen geregelte Zuständigkeiten, Verantwortlichkeiten und Entscheidungskompetenzen gehören. Zwischen den einzelnen Berufsgruppen des multiprofessionellen Teams muss dies klar geregelt sein. Dabei sind unter anderem „arbeitsrechtliche, medizinrechtliche, wirtschaftliche und sonstige der Teamentscheidung entzogene Gesichtspunkt [sic!] zu beachten" (Kistner 2002, 208).

Die Notwendigkeit dieser klaren Strukturen innerhalb des Teams bezieht sich zum einen auf die Leitungsstrukturen der Einrichtung, zum anderen auf die Zuständigkeiten und Entscheidungskompetenzen der verschiedenen beteiligten Berufsgruppen hinsichtlich der Förderung und

Behandlung der Kinder. Auf diese Weise wird der Handlungs- und Entscheidungsspielraum des Bezugsbetreuers klar umrissen. Obwohl seine Arbeit mit dem Bezugskind auch eine therapieunterstützende und - weiterführende Maßnahme ist, umfasst sie im Wesentlichen pädagogische Aufgaben und Entscheidungen. Dies wird durch den fachlichen Hintergrund der Berufsgruppen - hauptsächlich pädagogische Fachkräfte, die als Bezugsbetreuer arbeiten - festgelegt. Bei pädagogisch-therapeutischen Problemen, bei der Entscheidung über angewendete pädagogische Methoden sowie der Entwicklung von Ziel- und Förderarbeit muss vom Bezugsbetreuer immer das Team mit einbezogen werden. Liegen Probleme oder Entscheidungen in den Kompetenzbereichen von Kollegen anderer Berufsgruppen - wie z. B. Entscheidungen über therapeutische Maßnahmen - bedürfen diese zwar der Besprechung im Team und insbesondere mit dem Bezugsbetreuer, die Letztverantwortlichkeit liegt allerdings bei dem entsprechend qualifizierten Kollegen. Pädagogen, Sozial- und Heilpädagogen übernehmen dennoch unterschiedliche Aufgaben, die sich zum Teil mit denen anderer Professionen überschneiden.

Da der hier ausgearbeitete Konzeptentwurf nicht für eine konkrete Einrichtung gelten soll, ist es nicht sinnvoll, darin festzuhalten, wie die Regelung der Zuständigkeiten im Detail aussehen soll. Entscheidend ist aber, dass sie für jeden deutlich definiert und von allen Teammitgliedern akzeptiert und eingehalten werden. Es ist von Einrichtung zu Einrichtung unterschiedlich, wie eine akzeptable Zuständigkeitsregelung ausgestaltet sein kann. Aus diesem Grund muss sie jeweils durch das betreffende Team ausgearbeitet und konzeptionell festgelegt werden.

6.2.9 Beziehungsgestaltung mit dem Kind

In der Bezugsbetreuung stellt die Beziehungsgestaltung nicht nur die zwischenmenschliche Rahmenbedingung dar, durch die problemlösendes Handeln erfolgreich sein kann, sondern vielmehr ist die bewusste Beziehungsgestaltung selbst das problemlösende Handeln, die Methode der pädagogischen Arbeit. Daher müssen auch die grundlegenden Aspekte der Beziehungsgestaltung konzeptionell festgehalten sein.

Aus der Beziehungsgestaltung der Bezugsbetreuerin mit Jonas im oben geschilderten Fallbeispiel und auch aus Kapitel 3.4.1 wird ersichtlich, dass die Art der Gestaltung je nach den Bedürfnissen und dem Typ der Bindungsstörung sehr unterschiedlich aussehen kann. Egal wie sie gestaltet wird ist die Beziehungsarbeit in der Bezugsbetreuung eine rein professionelle. Damit dies gewährleistet ist, muss sie gewissen grundlegenden methodischen Ansprüchen gerecht werden.

Der wichtigste Anspruch an professionelle Beziehungsarbeit ist, dass sie zielgerichtet ist. Jede Handlung muss an dem Leitziel der Verbesserung und Wiederherstellung einer gesunden Beziehungsfähigkeit orientiert sein. Der für jedes Kind erarbeitete Erziehungsplan beinhaltet die daran entwickelten konkreten Erziehungsziele für dessen Bezugsbetreuung und ermöglicht so das individuelle, zielgerichtete Beziehungsangebot. Auch ist es wichtig, dass der Bezugsbetreuer die vier Phasen des Beziehungsprozesses - Orientierung, Identifikation, Nutzen und Ablösung – kennt und diesen Prozess erkennen und berücksichtigen kann, um in jeder Phase adäquat auf die je unterschiedlichen Bedürfnisse und Fähigkeiten des Kindes eingehen zu können.

Damit Beziehungsarbeit überhaupt erst möglich wird, muss der Bezugsbetreuer eine wertschätzende, reflektierende, warmherzige und fürsorgliche Grundhaltung gegenüber den Kindern einnehmen und aufrichtiges Interesse an ihrer Person zeigen. Fehlt diese Grundhaltung und der Betreuer geht die Beziehung nur aus beruflicher Einsicht ein, so wird er dem Kind in seinen Bedürfnissen nicht gerecht werden können und besonders in schwierigen Phasen kaum in der Lage sein, ihm positiv und unterstützend gegenüber zu treten.

Des Weiteren muss der Bezugsbetreuer als konstante und verlässliche Bindungsperson auftreten, wobei Transparenz in der Beziehung für das Kind sehr wichtig ist. Bei Jonas zeigte sich deutlich die für bindungsgestörte Kinder als zwar unterschiedlich ausgeprägte, aber immer typische beschriebene Problematik bei Trennungssituationen. Trennungen stellen für Kinder Momente großer Unsicherheit dar und müssen daher, insbesondere bei längerer Abwesenheit, dem Kind einige Zeit vorher mitgeteilt werden. Aber auch im Alltag ist es wichtig, für das Bezugskind ein konstanter Ansprechpartner zu sein, dessen Reaktionen auf Handlungen ebenfalls verlässlich sind.

Der Bezugsbetreuer ist für sein Bezugskind das Modell für „normales" Bindungsverhalten. Dessen muss er sich in der Interaktion mit ihm immer bewusst sein. Damit das Kind seine vorhandenen Bindungsmuster dahingehend verändern kann, muss der Bezugsbetreuer ihm eine Übertragungsbeziehung anbieten. Das Kind muss die Möglichkeit erhalten, innerhalb des ihm bekannten Bindungsmusters auf den Betreuer zu reagieren. Dieser darf daher in seinem eigenen Beziehungsmuster nicht zu dominant sein oder durch autoritäre Konsequenzen das unerwünschte Beziehungsmuster des Kindes unterdrücken. Vielmehr sollte er es zulassen können und dem Kind dessen Verhalten und die Emotionen, die es bei seinem Gegenüber auslöst, widerspiegeln, um es ihm bewusst zu machen. Dabei sollte er kindgemäß, offen und klar sein, jedoch nicht vorwurfsvoll, sondern mit freundlicher Konsequenz reagieren. Auf diese

Weise kann das Kind natürlich und ohne Zwang neue Verhaltenmöglichkeiten, Problemlösungen und Beziehungsmuster lernen. Generell ist es wichtig, das Kind nicht zur Beziehung zu zwingen. Damit würde genau das Gegenteil von dem erreicht, wofür die Bezugsbetreuung entwickelt wurde. Der Bezugsbetreuer muss zu seinem Bezugskind immer wieder Kontakt suchen, ihn halten und ihm Beziehung anbieten, muss dabei aber die persönlichen Grenzen des Kindes akzeptieren und sensibel und reflektiert auf seine Bindungsmöglichkeiten und - bedürfnisse achten und reagieren.

Es ist auch die Aufgabe des Bezugsbetreuers, das Kind innerhalb der Beziehung in seiner Aktivität und Selbstständigkeit zu fördern. Er soll ihm Hilfe und Motivation zur Entwicklung und Entfaltung seiner Ressourcen anbieten und so sein Selbstbewusstsein stärken. Dies stellt eine besondere Herausforderung dar, da an die Bezugsbetreuer gleichzeitig der Anspruch gestellt wird, zu dem Kind eine enge emotionale Bindung aufzubauen. Dabei muss der Bezugsbetreuer also gut darauf achten, dass trotz der engen Bindung kein Abhängigkeitsverhältnis entsteht. Er muss beachten, dass das Kind nicht zu sehr auf ihn fixiert ist, so dass es sich für andere Kontakte nicht mehr öffnen kann. Dafür ist eine intensive Reflexion der Beziehung und des eigenen Verhaltens unerlässlich.

Da bindungsgestörte Kinder häufig isoliert sind von Altersgenossen oder nicht in der Lage sind, angemessene Spielkontakte einzugehen (was ja auch bei Jonas ein offensichtliches und schwerwiegendes Defizit darstellte), muss der Bezugsbetreuer neben dem Schaffen regulierender Erfahrungen in der Beziehung zu erwachsenen Bindungspersonen auch Spielkontakte und freundschaftliche Kontakte zu Gleichaltrigen fördern.

Ebenso wichtig ist es, neben der Bearbeitung aktueller Probleme, dem Bezugskind bei der Verarbeitung vergangener Erfahrungen zur Seite zu stehen, für Gespräche bereit zu sein und gegebenenfalls Trost zu spenden. Darüber hinaus ist es ebenso entscheidend, zukunftsorientierte Gespräche mit ihm zu führen. Auf diese Weise erhält das Kind einen Rahmen, der Sicherheit bietet. Die Zukunft nach dem Aufenthalt in der Einrichtung verliert ihre Ungewissheit, und das Kind kann daraus Halt und Hoffnung schöpfen. Gleichsam wird damit die Beziehung zum Bezugsbetreuer definiert. Ihm wird deutlich, dass das Zusammensein nicht dauerhaft ist, dass es irgendwann enden wird. Der Bezugsbetreuer muss versuchen, dem Kind deutlich zu machen, dass es auch nach seiner Entlassung noch sehr wichtig für ihn ist und er es nicht vergessen wird. Er muss dem Kind deutlich machen, dass die Beziehung auch dann noch besteht, wenn man keinen persönlichen Kontakt mehr zueinander hat. Die Abschiedsphase muss ebenfalls sehr sensibel und bewusst vom Bezugsbetreuer gestaltet werden. Er muss das Kind behutsam von sich lösen und an andere Bezugspersonen anbinden.

6.2.10 Elternarbeit

Wie in Kapitel 3.4.2 bereits ausführlich besprochen, stellt die Elternarbeit bei der heilpädagogisch-therapeutischen Arbeit mit Kindern mit Bindungsstörungen eine wichtige Rolle dar. Demnach muss sie auch im Bezugsbetreuerkonzept ein wichtiges Element darstellen. Generell sollte die Beratung der Eltern nicht von den Bezugsbetreuern durchgeführt werden, jedoch sollten sie darin eingebunden sein. In der Elternarbeit kommt es darauf an, die Eltern über den Entwicklungsstand ihrer Kinder und auch schulische Belange zu informieren und ihnen bei der Bearbeitung familiärer Probleme sowie der Förderung und Bearbeitung der eigenen Bindungsfähigkeit zur Seite zu stehen und Hilfestellung zu bieten.

Außerdem sollten Eltern weiterführende Hilfssysteme vorgestellt und vermittelt werden. Sie müssen die Ursache ihrer eigenen Probleme und die ihres Kindes erkennen und verstehen lernen, um sie dann verändern zu können. Dabei dürfen den Eltern gegenüber keine Schuldzuweisungen oder Vorwürfe gemacht werden, sondern ihnen muss die gleiche wertschätzende und positive Grundhaltung wie dem Kind zuteil werden.

In Fällen, in denen eine Mitgestaltung nicht möglich ist, ist eine enge Kooperation zwischen dem Bezugsbetreuer und dem für die Elternarbeit zuständigen Teammitglied unerlässlich, damit beide Seiten jeweils über die aktuelle Situation der anderen Partei informiert sind und dieses Wissen in die Arbeit mit einbeziehen können. In Fällen, in denen die Mitgestaltung möglich ist, kann dies dem Bezugsbetreuer einen erweiterten Einblick in die Situation des Kindes geben. Außerdem werden die Eltern durch ihn als involvierter Vermittler direkter auf die Situation, Bedürfnisse und Probleme ihres Kindes aufmerksam gemacht. Aufgrund der Informationen, die der Bezugsbetreuer persönlich durch das Verhalten des Kindes erhalten hat, ist es ihm außerdem besser möglich, die familiären Probleme zu erkennen und mit den Eltern Lösungen zu erarbeiten.

6.2.11 Persönliche Voraussetzungen des Bezugsbetreuers

Die Arbeit mit dem Bezugsbetreuersystem stellt an die Mitarbeiter hohe Anforderungen auf verschiedenen Ebenen. Der Betreuer muss nicht nur auf der fachlichen Ebene qualifiziert sein, sondern insbesondere gewisse persönliche Vorraussetzungen in die Arbeit als Bezugsbetreuer mitbringen, da der Anteil an Persönlichkeit, den man in die Beziehung mit einem Bezugskind einbringen muss, sehr hoch ist.

Der Bezugsbetreuer sollte die Fähigkeit besitzen, den Kindern gegenüber eine „reflektiert-akzeptierende Grundhaltung" (Schichterich 1999, 7) einzunehmen, was die Wertschätzung jedes Kindes als Individuum voraussetzt. Diese Haltung bedeutet aber nicht, dass Fehlverhalten der Kinder gebilligt werden soll, sondern dass vielmehr hinter den vordergründig schwierigen, aggressiven und lästigen Verhaltensweisen der Mensch an sich, als einmaliges und wertvolles Wesen, wahrgenommen wird (vgl. ebd.). Um diese wertschätzende Grundhaltung einnehmen zu können, muss der Bezugspfleger nach Kistner (1997, 68) in der Bezugspflege folgende Fähigkeiten besitzen:

- *Kontaktbereitschaft:* Die Bereitschaft, zum Patienten (hier Kind) angemessen aktiv Kontakt aufzunehmen

- *Empathie:* Darunter ist die Fähigkeit zu verstehen, sich in andere Menschen einfühlen und dies dann wieder zurückmelden zu können.

- *Konfliktfähigkeit:* Bei Bedarf muss der Bezugsbetreuer auch Grenzen zeigen sowie negative Rückmeldungen seitens des Kindes ertragen können.

- *Selbstreflexion:* Meint die Fähigkeit, sich selbst zu beobachten, die eigenen Normen und Wertvorstellungen in Frage zu stellen und das eigene Handeln stets nach den pädagogisch-therapeutischen Erfordernissen zu richten.

Diese Fähigkeiten stellen auch in der Bezugsbetreuung zentrale Vorraussetzungen an die Persönlichkeit der Mitarbeiter dar, müssen jedoch für dieses Konzept teilweise differenziert und erweitert werden. So bedarf der Bezugsbetreuer neben der Bereitschaft zur Kontaktaufnahme auch der eigenen Beziehungsfähigkeit. und er muss die Nähe des Kindes zulassen können, um ihm eine klare, tragfähige und regulierende Beziehung anbieten zu können. In der Beziehungsarbeit selbst braucht der Betreuer außerdem:

- *Eine gute Nähe-/Distanzregulation:* Der Betreuer muss sich stets bewusst sein, dass die Beziehung zum Kind rein professionell ist. In der Auseinandersetzung mit ihm ist es wichtig, dass es nicht zu einer tieferen emotionalen Bindung kommt. Da die

Betreuung aber größtenteils auf der Beziehungsebene verläuft, ist die Fähigkeit zur klaren Abgrenzung unbedingt nötig.

- *Geduld:* Häufig dauert es längere Zeit, bis sich das Kind auf das Beziehungsangebot des Bezugsbetreuers einlassen kann. Manchmal geschieht dies nie. Auch kann es geschehen, dass das Kind nach erfolgreichem Beziehungsaufbau und Fortschritten in seiner Entwicklung wieder Rückschritte macht und die Beziehung erneut aufgebaut werden muss. In solchen Fällen ist es wichtig, dass der Bezugsbetreuer ein großes Maß an Geduld mitbringt, um in seiner Arbeit nicht frustriert zu werden, worunter seine wertschätzende Grundhaltung dem Kind gegenüber leiden könnte.

- *Guten Umgang mit psychischen und physischen Belastungen:* Die Arbeit mit beziehungsgestörten, aggressiven, verhaltensauffälligen Kindern erfordert häufig psychische Stärke. Besonders mit körperlichen Aggressionen muss ein Betreuer umgehen können und diese verstehen, damit er dem Kind dennoch positiv und annehmend gegenübertreten kann.

- In Bezug auf die Konfliktfähigkeit braucht der Bezugsbetreuer auch die Gabe zu freundlicher Konsequenz mit deeskalierender Wirkung sowie die Fähigkeit zu erkennen, wann in Konflikten zwischen ihm und seinem Bezugskind seine eigenen Grenzen erreicht sind, um sich gegebenenfalls Hilfe suchen zu können. Hierbei spielt auch die Bereitschaft zu kritischer Selbstreflexion eine große Rolle. Da vom Bezugsbetreuer so viele eigene Anteile in die Beziehungsarbeit mit dem Bezugskind eingebracht werden, kann die Ursache von Beziehungsproblemen nicht immer alleine beim Kind gesucht werden. Dies muss sich der Betreuer bewusst machen und seine eigene Fehlbarkeit akzeptieren können.

Neben diesen Anforderungen an die Persönlichkeit des Bezugsbetreuers, die sich vor allem auf die pädagogisch-therapeutische Arbeit mit den Kindern beziehen, braucht er allerdings noch weitere Fähigkeiten, die aus dem arbeitsorganisatorischen Aufbau der Bezugsbetreuung resultieren:

- *Eigeninitiative:* Der Bezugsbetreuer trägt für die Belange seines Bezugskindes die Hauptverantwortung. Er gestaltet die Beziehung und vertritt es in seinen Interessen nach außen. Er muss in der Lage sein, Entscheidungen selbstständig und eigenverantwortlich zu treffen. Häufig sind in Konflikten oder anderen schwierigen Situationen mit dem Kind Entscheidungen schnell zu treffen, ohne dass Zeit für Rücksprachen bleibt. Besonders in solchen Augenblicken ist es notwendig, dass der Bezugsbetreuer Eigeninitiative beweist.

- *Verantwortungsbewusstsein:* Dem Betreuer muss die Bedeutung der Bezugsbetreuerschaft im Hinblick auf seine große Verantwortung für das Bezugskind bewusst sein, und er muss der damit an ihn gestellten Aufgabe gewissenhaft nachgehen.

- *Teamfähigkeit:* Darunter ist die Zusammenfassung mehrerer Eigenschaften gemeint, die nötig sind, um ein wertvoller Teil eines Teams sein zu können. Diese sind: Selbstständigkeit, Selbstkritik, Kooperations- und Kritikfähigkeit. Denn trotz der hohen Eigenverantwortlichkeit ist der Bezugsbetreuer in ein multiprofessionelles Team eingebunden (vgl. Kistner 2002, 209). Dadurch, dass in der Bezugsbetreuung keine hierarchischen Strukturen vorherrschen, ist die Bereitschaft zu gleichberechtigter Zusammenarbeit wichtig.

- *Flexibilität:* Generell ist darauf zu achten, dass Dienstpläne, Urlaubsplanung und freie Tage mit wichtigen Terminen des Kindes abgestimmt werden und Vertretungen gewährleistet sind. Dennoch erfordert es von den   Bezugsbetreuern ein großes Maß an Flexibilität und persönlicher Motivation wenn es z. B. von Bedeutung ist, dass man persönlich bei wichtigen Terminen wie Vorstellungen in Pflegefamilien oder Anhörungen anwesend ist.

6.2.12 Fort- und Weiterbildungen

Eine wertschätzende Grundhaltung und die geforderten persönlichen Fähigkeiten kann ein Mitarbeiter entweder von Haus aus in den Beruf mitbringen, oder er kann sie durch die berufliche Praxis erwerben und erweitern. Dafür ist die beste Grundlage ein gutes Team und eine gute Anleitung durch erfahrene Kollegen. Einige weitere Möglichkeiten für den Erwerb stellen fallbezogene Supervisionen sowie Teambesprechungen dar, in denen die Beziehungsebene einbezogen wird (vgl. Schichterich 1999, 8). Besonders wichtig ist, dass auch regelmäßige Fort- und Weiterbildungsmaßnahmen zur Bezugsbetreuung angeboten werden, was auch konzeptionell festgelegt sein sollte. Sie sollten die Mitarbeiter aufklären über die verschiedenen Bindungsstörungen und über die Besonderheit der Beziehungsgestaltung mit den betroffenen Kindern. Die Mitarbeiter sollten in den Fähigkeiten geschult werden, die ein Bezugsbetreuer benötigt. Daneben ist das Angebot von Supervision, kollegialer Beratung sowie Praxisberatung und Psychohygiene für die als Bezugsbetreuer tätigen Mitarbeiter sehr wichtig Da die enge Beziehungsarbeit mit den Kindern sehr belastend sein kann, brauchen die Betreuer die Möglichkeit entlastender Angebote, damit sie ihre eigene emotionale Stabilität bewahren können.

6.3 Kritische Auseinandersetzung

Schaut man sich den Entwurf des Bezugsbetreuungskonzeptes an, so fällt zunächst auf, dass die Aufgaben eines Bezugsbetreuers sehr anspruchsvoll und komplex sind. Einige der Aufgaben - wie z. B. das Bieten emotionaler und körperlicher Beständigkeit - sind vom Bezugsbetreuer nicht immer in gleichem Maße zu erfüllen. Obwohl man als Betreuer bemüht ist, sich während der Arbeit nur auf die Bedürfnisse des Kindes zu konzentrieren und persönliche Probleme und private Belange außen vor zu lassen, bleibt es doch nicht aus, dass man seine eigene Stimmung mit in die Arbeit einbringt. Dies kann zur Folge haben, dass es Tage gibt, an denen der Bezugsbetreuer weniger in der Lage ist, auf sein Bezugskind einzugehen als an anderen. Trotz der von den Mitarbeitern geforderten hohen Professionalität muss beachtet werden, dass sie dennoch Menschen sind und daher auch menschliche Anteile und Fehlbarkeit mit in ihre Arbeit bringen. Dies jedoch muss für die Bezugskinder nicht zwangsläufig negative Folgen haben, vielmehr erleben sie ihren Bezugsbetreuer als reale authentische Person. Wichtig ist allerdings, dem Kind angemessen zu erklären, warum man z. B. am heutigen Tag schneller gereizt ist oder man sich eher ruhige Beschäftigungen wünscht als wilde Tobespiele. Daran können Kinder sogar Rücksicht lernen und haben ein Modell dafür, wie man mit Stimmungen und Emotionen umgehen kann.

Eine weitere Schwierigkeit kann die Realisierung von Einzelkontakten zwischen Bezugskind und Bezugsbetreuer darstellen. Während der Arbeit ist ein Betreuer nicht nur für sein Bezugskind zuständig und dessen alleiniger Ansprechpartner, sondern er muss sich um eine Gruppe von mehreren Kindern kümmern. Er kümmert sich um die Freizeitgestaltung der Gruppe, greift bei Konflikten ein, koordiniert die gemeinsamen Mahlzeiten usw. Im Alltag kann häufiger die Zeit für intensive Einzelkontakte mit dem Bezugskind fehlen, insbesondere auch bei Personalengpässen. Dieses Problem muss dann im Einzelnen durch Besprechungen und Absprachen im Team gelöst werden. Z. B. können, wenn nach einer Zeit schlechter Besetzung wieder mehr Mitarbeiter da sind, Dienste so geplant werden, dass der entsprechende Betreuer mehr Zeit für sein Bezugskind hat, vielleicht sogar ein besonderes Ereignis geplant werden kann, wie etwa ein gemeinsamer Ausflug.

Es muss klar sein, dass die Aufgaben aufgrund von persönlichen Einwirkungen sowie immer wieder auftauchenden Problemen in den Rahmenbedingungen nicht immer gleichbleibend zu erfüllen sind. Diesen Anspruch kann das Konzept nicht erheben. Auf der anderen Seite wird durch die Komplexität der Aufgaben deutlich, wie wichtig es ist, als Bezugsbetreuer in ein Team eingebunden zu sein, was das Delegieren von Aufgaben ermöglicht. Würde die Erfüllung der Aufgaben nur auf einem Betreuer lasten, so hätte er nicht mehr die Chance, am Gruppengeschehen teilzunehmen sondern wäre vollkommen auf sein Bezugskind fixiert sowie das Kind auf ihn. Dies würde dem pädagogischen Ziel, dem Kind eine gesunde Beziehungsgestaltung zu vermitteln, vollkommen widersprechen und wäre außerdem arbeitsorganisatorisch nicht zu ermöglichen.

Wenn die Hauptzuständigkeit für die Belange eines Kindes bei nur einer Person liegt, besteht die Gefahr, dass sich die Betreuer im Alltag weniger intensiv um andere Kinder kümmern, weil für diese ja schließlich ein anderer Bezugsbetreuer verantwortlich ist. Den Mitarbeitern muss daher die Bedeutung einer kooperativen Teamarbeit ebenso bewusst sein, wie die der Bezugsbetreuerschaft. Diese soll ja nicht bedeuten, dass man nur noch für sein eigenes Bezugskind die Verantwortung trägt, sondern die Beziehungsarbeit muss ebenso für alle anderen Kinder der Einrichtung geleistet werden. Die Verantwortung für und die Beziehungsarbeit mit dem Bezugskind nimmt nur einen besonderen Stellenwert ein.

Daneben ist zu bedenken, dass die Anforderungen an die Persönlichkeit der Mitarbeiter und deren pädagogische Arbeit sowie Ziele ebenfalls sehr hoch sind. Es besteht die Gefahr, dass der subjektiv erlebte Druck auf die Mitarbeiter so stark wirkt, dass diese den Anforderungen nicht mehr gerecht werden und dann mit Frustration reagieren. Es sollte deshalb überlegt werden, wie es bei der Umsetzung des Konzeptes vermieden werden kann, dass die Mitarbeiter unter diesen Leistungsdruck geraten und so die Arbeitszufriedenheit und Leistungsfähigkeit leidet - was letztendlich auch zu einem gravierenden Nachteil für die Kinder geriete.

Neben dem Angebot von Fort- und Weiterbildungen ist es von entscheidender Bedeutung, dass neben dem Team auch die Leitung einer Einrichtung in gutem persönlichem Kontakt zu den Mitarbeitern steht und sorgsam auf deren Befindlichkeit achtet. Sollten sich bei einem Mitarbeiter Probleme abzeichnen, so liegt es in der Verantwortung der Leitung, mit der entsprechenden Person darüber in Kontakt zu treten und mit ihr Ursachen zu klären und mögliche Lösungen zu erarbeiten.

Ebenfalls sollte auch die Ernennung des Bezugsbetreuers unter den in der Praxis gegebenen Umständen näher beleuchtet werden. Die im Konzept beschriebene freie „Bezugsbetreuerzuteilung" ist in der Praxis meistens nur eingeschränkt umzusetzen. Wird ein neues Kind in einer Einrichtung aufgenommen, so haben Kinder, die bereits länger dort sind, bereits einen Bezugsbetreuer. Deren Beziehungen bestehen also bereits. Somit ist die Wahl der Bezugsbetreuer auf jene Mitarbeiter begrenzt, die während der Orientierungsphase des Kindes „frei" sind. Eben jene Einschränkung ist auch bei einem möglichen Wechsel der Bezugsbetreuung von Bedeutung. Sollte ein Wechsel nötig werden und alle Betreuer haben bereits ihre Bezugskinder, so ist ein Wechsel nicht möglich, da ausgehend von der Rahmenbedingung der Eins-zu-eins-Betreuung zwei Bezugskinder „ausgetauscht" würden, was sich wahrscheinlich in Bezug auf deren Entwicklung und den Erfolg der Beziehungsarbeit als problematisch erweisen würde. Ein Wechsel ist also erst dann möglich, wenn ein Kind entlassen wird und somit wieder ein Betreuer zur Verfügung steht, der dann statt für ein neu aufgenommenes Kindes die Bezugsbetreuung für das bereits anwesende Kind übernimmt. Dies kann bedeuten, dass es unter Umständen einige Zeit dauern kann, bis ein Wechsel tatsächlich möglich ist - was sowohl für das Kind als auch für den Betreuer eine Belastung darstellte. Daher ist es wichtig, die Probleme im Team zu benennen und dem betroffenen Betreuer Unterstützung zu gewähren.

Auch die im Konzeptentwurf beschriebene Einbindung des Bezugsbetreuers in die Elternarbeit kann in der Praxis schwierig sein. So kann z. B. schlicht ein zeitliches Problem entstehen und Termine für die Elternarbeit gar nicht mehr frei sein. Möglich ist auch - je nach Falllage - ein Loyalitätskonflikt, was sowohl die Interessen des Kindes als auch die der Eltern beeinträchtigte, die höchst gegensätzlich sein können. Dann wäre sowohl eine persönliche Belastung für den Betreuer, als auch für die Beziehung zu Kind und Eltern gegeben und der Erfolg der Beziehungsarbeit gefährdet.

Ein weiteres Problem kann sich daraus ergeben, dass in einer Einrichtung Geschwister untergebracht sind. Da jedes Kind seinen eigenen Bezugsbetreuer hat, wären unter Umständen recht viele Personen an der Elternarbeit beteiligt, was diese unnötig komplizieren würde. In diesen Fällen muss es für den Bezugsbetreuer und den Elternberater klar sein, dass eine Mitgestaltung nicht realisierbar ist. Dennoch sollte immer geprüft werden, ob eine Beteiligung des Bezugsbetreuers an der Elternarbeit möglich ist, da dies die Arbeit mit Kind und Eltern dann sehr bereichern kann.

Ein abschließend zu klärender Punkt des Konzeptentwurfs stellt die Voraussetzung der Rahmenbedingung der Eins-zu-eins-Betreuung dar. Wie in Kapitel 2.3.3. bereits erläutert, treten derzeit in pädagogisch-therapeutischen Einrichtungen vermehrt Personalengpässe auf, die die Gewährleistung dieser Rahmenbedingung kaum mehr möglich machen. Wenn aber so entscheidende Rahmenbedingungen, auf die sich ein Konzept stützt, nicht mehr gegeben sind, ist es im Grunde sinnlos, ein solches zu entwerfen, da es nicht umgesetzt werden kann. Vielmehr müssen die aktuellen Entwicklungen in das Konzept mit einbezogen werden.

Dennoch setzt das hier entwickelte Bezugsbetreuersystem bewusst auf die Möglichkeit, dass es der Personalschlüssel zulässt, jedem Bezugsbetreuer nur ein Bezugskind zuzuordnen. Der Grund liegt nicht zuletzt darin, dass es aus der Praxis einer Eins-zu-eins-Betreuung entwickelt wurde, die der Konzeptentwicklung als Bezugspunkt diente. Diese Tatsache berührt jedoch nicht das generelle Problem. Denn will man aktuelle Entwicklungen und Veränderungen in einem Konzept berücksichtigen, benötigt man zunächst einmal einen schriftlich niedergelegten Ideenpool. Diesen gab es bisher nicht, und es soll die Aufgabe des hier vorgelegten Entwurfs sein, diese Lücke zu schließen. Er bietet gleichsam den definierten Ist-Zustand, der als Basis für einen Ist-Soll-Vergleich zukünftiger konzeptioneller Anpassungen unabdingbar ist.

Auf der Grundlage der Eins-zu-eins-Betreuung kann nun überlegt werden, wie Konzeptänderungen hinsichtlich der veränderten Rahmenbedingungen aussehen könnten. So wäre es z. B. möglich, dass ein Betreuer die Bezugsbetreuung für zwei oder mehr Kinder übernimmt. Dann ist es jedoch nötig, dass seine Aufgaben reduziert, bzw. anders verteilt werden, da sie sonst zu komplex und zeitaufwendig wären. Eine weitere Möglichkeit bestünde darin, das pädagogische Konzept der engen individuellen Beziehungsarbeit dahingehend zu verändern, dass auch mit mehr Teilzeitkräften eine Einzelbetreuung möglich wird.

Es ist klar, dass das Konzept bei seiner Umsetzung an die aktuellen und zukünftigen Gegebenheiten angepasst werden muss. Dennoch bleibt es im Kern seiner pädagogischen Methoden und Ziele bestehen. Auch sollte berücksichtigt werden, dass ein Konzept keine starre Vorlage darstellt, sondern einen Prozess, der sich permanent in und an der praktischen Umsetzung weiter entwickelt. Es sollte flexibel an sich verändernde Rahmenbedingungen angepasst werden können - was wiederum flexible und anpassungsfähige Mitarbeiter erfordert.

7 Fazit

Betrachtet man die hier vorliegende Arbeit, so kann zusammenfassend zunächst gesagt werden, dass Bindungsstörungen eines der komplexesten Störungsbilder im Kindesalter darstellen. Zum einen gibt es zahlreiche verschiedene Formen, zum anderen gestaltet sich ihre Behandlung als äußerst schwierig und langwierig.

Was den ersten Punkt betrifft, so ist klar geworden, dass bindungsgestörte Kinder vielfältige, oftmals widersprüchliche symptomatische Verhaltensweisen zeigen. Dies bewirkt, dass solche Störungen nur schwer zu diagnostizieren sind und mit ähnlichen Störungsbildern, die aus anderen Ursachen resultieren, verwechselt werden können. Daher ist es wichtig, dass Ärzte, Psychologen, Pädagogen und andere mit Kindern arbeitende Berufsgruppen ein fundiertes Wissen über Bindungsstörungen und deren Erscheinungsbilder haben. Nur so sind Fehldiagnosen zu vermeiden und die Kinder können so früh wie möglich das spezifische Hilfsangebot erhalten.

Was den zweiten Punkt betrifft, so ist fest zu halten, dass die Entwicklung der Bindungsfähigkeit und das Entstehen von Bindungsmustern bereits im Säuglingsalter stattfindet. Das bedeutet, dass Kinder auch gestörte Beziehungsmuster bereits in dieser Lebensphase erfahren und internalisieren. Später gestalten die Kinder ihre Beziehungen nach diesen unbewussten Arbeitsmodellen, und es ist ein langwieriger Übungsprozess nötig, um diese Bindungsmuster bewusst zu bearbeiten und zu verändern.

Daraus ergibt sich die Erkenntnis: Je früher gestörtes Bindungsverhalten bei einem Kind diagnostiziert werden kann, um so erfolgreicher kann die anschließende Behandlung und Förderung sein. Denn je älter ein Kind ist, desto länger hat es bereits seine Beziehungen nach seinem speziellen Arbeitsmodell von Bindung organisiert - und um so gefestigter sind seine Bindungsmuster.

Der Mensch ist ein soziales Wesen, er ist von Geburt an auf sichere Beziehungen und Bindungen angewiesen, was unter anderem durch die Studien von René Spitz Ende 1930 eindrucksvoll bewiesen wurde. Ohne Bindungen ist der Mensch nicht lebensfähig. Bindungslosigkeit oder gestörtes Bindungsverhalten beeinflussen also eines der grundlegendsten Bedürfnisse des Menschen und kann bei Kindern auf jeden Bereich ihrer Person negativ einwirken - auf ihre körperliche, emotionale oder kognitive Entwicklung genau so, wie auf ihre sozialen Kompetenzen, ihr Selbstbild und ihr Selbstbewusstsein. Erhalten Kinder mit Bindungsstörungen keine adäquate fachliche Hilfe, so bleiben sie auch als Erwachsene ihr Leben lang in ihrer Bindungsfähigkeit - und somit in ihrer Lebensqualität - eingeschränkt. Auch ist die Wahrscheinlichkeit sehr hoch, dass sie ihre gestörten Bindungsmuster generationsübergreifend an ihre Kinder weiter geben, da Säuglinge Bindungsmodelle abhängig vom Beziehungsverhalten ihrer Hauptbindungsperson erlernen (vgl. Brisch 2003, 54-58).

Bei der therapeutischen Behandlung sowie pädagogischen Begleitung und Förderung muss beachtet werden, dass bindungsgestörte Kinder Bedürfnisse im Bereich der Beziehungsgestaltung haben, auf die in besonderer Weise eingegangen werden muss. Häufig ist hierfür während der Behandlung eine Trennung vom familiären Umfeld (das die Bindungsstörungen begünstigt und aufrecht erhält) nötig, die - sowohl auf das Kind, wie auch auf die anderen Familienangehörigen - meist entlastend wirkt.

Die Kinder brauchen bei ihrem teil- oder vollstationären Aufenthalt professionelle, d. h. zielgerichtete und fachlich kompetente Beziehungsangebote. Sie benötigen regulierende Bindungserfahrungen und müssen in Beziehungen ein spezielles Maß an Kontinuität, Verlässlichkeit, Sicherheit, und Klarheit erleben. Hierzu gehört auch die Erfahrung, um ihrer selbst Willen angenommen und geliebt zu werden. Erst sie gibt ihnen die Möglichkeit, Vertrauen in die Beziehung zu Bindungspersonen aufzubauen und sich auf neue Bindungsmuster einzulassen.

Es hat sich in dieser Arbeit gezeigt, dass das Modell der Bezugsbetreuung im heilpädagogisch-therapeutischen Arbeitsfeld am Besten für die Förderung und Behandlung bindungsgestörter Kinder geeignet ist, da sie den Fokus auf individuelle Beziehungsgestaltung legt. Dadurch, dass die Kinder eine Hauptbezugperson haben, die für sie einen besonderen Ansprechpartner und Alltagsbegleiter darstellt, wird für sie mehr Klarheit und Struktur geschaffen, als wenn jeder Betreuer der Einrichtung bzw. der Gruppe eine gleichwertige Bezugsperson wäre. Mit ein entscheidender Erfolgsfaktor dürfte hierbei sein, dass diese Form der Beziehung jener natürlichen Form gleicht, in der auch Säuglinge Bindung und Beziehung aufbauen, nämlich zunächst zu einer Hauptbindungsperson und von dieser ausgehend zu weiteren Bindungspartnern.

In der Bezugsbetreuung kann außerdem die Beziehungsarbeit intensiver gestaltet werden, da eine Person in der Hauptverantwortung für ein Kind zuständig ist. Die Bezugsbetreuung stellt ein organisatorisches und pädagogisches Konzept dar, das den Kindern eine ganzheitliche Hilfe zukommen lassen muss, da Bindungsstörungen auf alle Lebensbereiche einwirken. Darum geht es bei ihr, obwohl sie einen zentralen Platz einnimmt, nicht nur um die Beziehungsarbeit zwischen Bezugsbetreuer und Kind. Diese ist vielmehr eingebettet in ein netzwerkartiges, komplexes Behandlungssystem, das immer auch Psychotherapie, Elternberatung und andere (multiprofessionelle) Förderangebote umfasst, damit die Ganzheitlichkeit der Behandlung gewährleistet ist.

Da bei bindungsgestörten Kindern die Beziehungsgestaltung und individuelle Bedürfnisbefriedigung in verschiedenen Bereichen im Mittelpunkt stehen, zeichnet sich die Bezugsbetreuung als ein Konzept aus, das positiv wirksam auf die Probleme bindungsgestörter Kinder eingeht, obwohl auch sie kein „Allheilmittel" darstellt, sondern immer auch die Möglichkeit des Scheiterns bereit hält.

Die Methode der Bezugsbetreuung findet sich nicht nur im heilpädagogisch-therapeutischen Arbeitsfeld, sondern auch in der erwachsenenpsychiatrischen Praxis, in der Heimarbeit und in der heilpädagogischen Arbeit mit Menschen mit geistiger Behinderung. Erstaunlich ist, dass sich die einzelnen Modelle teilweise vollkommen unabhängig voneinander entwickelt haben, sich die Bezugsbetreuersysteme in den Grundzügen ihrer Ausgestaltung jedoch oft decken. Diese Kongruenz zeigt, dass in den letzten Jahrzehnten - in Bezug auf die stationäre Betreuung und Begleitung von Klienten, die für längere Zeit in einer Einrichtung untergebracht sind - eine allgemeine Einstellungsänderung hin zu individueller Betreuung stattgefunden hat. Auch scheint man in den letzten Jahren die zentrale Bedeutung der professionellen Beziehungsgestaltung in der sozial- und heilpädagogischen Arbeit für eine wirkungsvolle Förderung, Begleitung und Hilfe stärker erkannt zu haben, was durchaus auf das in der Einleitung bereits angesprochene Defizit an tragenden Beziehungen in der heutigen Gesellschaft zurück zu führen ist. Dennoch darf die Beziehungsarbeit nicht als „Wundermittel" angesehen werden, durch die alle Probleme gelöst werden können. Es sind immer auch andere Hilfsangebote nötig, um einem Kind ganzheitlich helfen zu können. Die Beziehung bildet jedoch das Fundament, auf das alle weiteren Maßnahmen aufbauen.

Da das Bezugsbetreuersystem eine so wichtige Methode darstellt, die effektiv und etabliert ist, ist es umso wichtiger, dass es konzeptionell festgelegt ist, um sich nach außen präsentieren zu können. Dies war ansatzweise bisher lediglich bezüglich der Arbeit mit Menschen mit geistiger Behinderung sowie bei der Bezugspflege in der Erwachsenenpsychiatrie der Fall. Bereits in der Einleitung stellte ich deshalb die Frage, wie es möglich sein könne, dass in Deutschland vor allem im heilpädagogisch-therapeutischen Bereich sowie im Heimbereich dieses Defizit existiert – vor allem, da sich die Bezugsbetreuung in diesen Feldern zwar genuin auf die Bezugspflege bezieht, sich dann aber unabhängig von ihr weiter entwickelt und verändert hat, so dass sie mittlerweile eine eigene Methode - mit pädagogisch-therapeutischem statt pflegerischem Schwerpunkt und Zielen - darstellt und folglich auch eine dementsprechend eigene Konzeption benötigt.

Während der Ausarbeitung dieser Arbeit bin ich deutschlandweit an viele Einrichtungen, die die Bezugsbetreuung praktizieren, mit der Frage herangetreten, ob sie ihr Konzept zur Bezugsbetreuung unter Zusicherung der Anonymität für die Ausarbeitung dieser Arbeit zur Verfügung stellen würden. Die Reaktionen hierauf scheinen mir symptomatisch zu sein. Von ca. 45 angesprochenen Einrichtungen antworteten vierzehn, und von diesen wiederum stellten mir acht Auszüge aus ihren Konzepten zur Verfügung. Die anderen entschuldigten sich dafür, dass es kein bzw. noch kein Konzept ihrer Einrichtung gibt. Auch wenn ich Fachleuten erklärte, was das Thema und Ziel meiner Recherche sei, war der Tenor der Kommentare meist, dass die Erarbeitung eines Konzeptes als sehr anspruchsvoll, schwierig, vermeidenswert und unangenehmster Teil der praktischen Arbeit empfunden wird.

Es scheint Realität zu sein, dass viele es nicht wagen, ein Konzept zu schreiben und diesbezüglich eine Blockade existiert. Ein Grund dafür scheint zu sein, dass in den letzten Jahren die große Bedeutung von Konzepten für die soziale Arbeit verstärkt zur Sprache kam und sich durch diese Betonung der Wichtigkeit ein indirekter Druck aufgebaut hat, ein mögliches Konzept so groß und anspruchsvoll anzulegen, dass dieser Anspruch kaum erreichbar zu sein scheint. Ehe man einen Fehler macht, lässt man es dann lieber ganz.

Ein weiterer - durchaus nachvollziehbarer - Grund besteht darin, dass die Entwicklung eines Konzeptes in der Praxis und die regelmäßige Überprüfung und Überarbeitung von den zuständigen Mitarbeitern Zeit und Engagement verlangt. Da diese jedoch bereits eng in die pädagogische Arbeit innerhalb der Bezugsbetreuung eingebunden sind, müsste dies oft außerhalb der regulären Dienstzeiten geschehen, was natürlich wenig motivierend ist. Auch fordert die ständige Prüfung des Konzepts die Fähigkeit der Mitarbeiter zu selbstkritischer Reflexion in besonderem Maße heraus.

Aus dem hier erarbeiteten Konzeptentwurf geht hervor, dass die Bezugsbetreuung sowohl organisatorisch komplex sowie fachlich und persönlich anspruchsvoll ist. Von den Mitarbeitern werden hohe Kompetenzen gefordert - darunter die eigene Beziehungsfähigkeit, eine gute Nähe-/DistanzRegulation, Teamfähigkeit und Reflexionsvermögen. Daher ist es für die wirksame Umsetzung sehr wichtig, dass die Mitarbeiter das Angebot unterstützender Maßnahmen erhalten, damit die Anforderungen und Belastungen nicht zur Überforderung werden und zu emotionalen sowie psychischen Problemen führen.

Außerdem ist für die Realisierung ein hoher Personalschlüssel notwendig, wodurch die Bezugsbetreuung, - irtschaftlich gesehen - eine sehr teure Methode darstellt. Wie bereits erläutert, ergeben sich aus der aktuellen Situation im Gesundheitssystem und Sozialwesen - insbesondere in der Jugendhilfe - leider allzu schlechte Rahmenbedingungen für die Bezugsbetreuung. Die Finanzierung von Einrichtungen erfährt immer stärkere Einschränkungen, was zwangsläufig zu kürzeren Aufenthalten der Kinder sowie Personalmangel führt - zwei Faktoren, die die Umsetzung der Bezugsbetreuung immer problematischer erscheinen lässt. Dennoch stellt die Bezugsbetreuung ein wichtiges Konzept dar, nicht nur für die Förderung und Behandlung bindungsgestörte Kinder, sondern für alle Klientengruppen in Einrichtungen, in denen mit dem System gearbeitet wird. Umso wichtiger ist es, für jedes Arbeitsfeld und jede Einrichtung ein niedergeschriebenes Konzept zu haben, das ihre pädagogische Arbeit repräsentiert und über sie informiert. Wenn Einrichtungen auf der Basis ihrer Konzepte Selbstbewusstsein erlangen und damit nach außen treten können, so wird Öffentlichkeitsarbeit möglich, die bis jetzt nicht oder nur eingeschränkt stattgefunden hat. In der Zukunft kann sich Bezugsbetreuung wahrscheinlich nur bewähren, indem sie bekannter wird und sich stärker nach außen legitimieren kann. Es muss deutlich werden, dass das Konzept keine unökonomische Maßnahme darstellt, sondern eine therapeutische Behandlungsmethode, die gesicherte positive Ergebnisse liefert. Dies wiederum zeigt, dass auch ein kontinuierliches Qualitätsmanagment stattfinden muss.

Realität ist, dass sich die Aufgaben für die Mitarbeiter heilpädagogisch-therapeutischer Einrichtungen immer stärker verdichten und bestimmte Einschränkungen in der Qualität unter dem Ideal-Gesichtspunkt der Eins-zu eins-Betreuung derzeit leider unvermeidbar sind. Dem kann in der konsequenten Umsetzung des Konzeptes nur durch eine sehr gute Abstimmung im Behandlungsteam sowie einer regelmäßigen professionellen Supervision begegnet werden.

Ich hoffe, dass die Motivation, die mich dazu veranlasst hat, diese Arbeit zu schreiben – also das Erkennen des Bedarfs nach einem Bezugsbetreuungskonzept –, möglichst viele Mitarbeiter heilpädagogisch-therapeutischer Einrichtungen veranlasst, sich diesem Thema zu widmen, damit bindungsgestörte, traumatisierte, verhaltensauffällige und psychisch kranke Kinder auch weiterhin genau jene individuelle Hilfe erhalten, die sie dringend benötigen. Das hier dargestellte Konzept repräsentiert nur das Ergebnis meiner eigenen Erfahrung, die nicht annähernd so groß ist, wie die der Fachleute, die seit Jahren mit der Bezugsbetreuung arbeiten. Dennoch - oder gerade deshalb – habe ich den dringenden Wunsch, es möge die Diskussion über die Bezugsbetreuung nachhaltig anregen und für ihre fruchtbare Weiterentwicklung sorgen.

8 Anhang

I. Beobachtungsbogen

Datum/Dienst_____

Situation:_____ **Dauer:**_____

Kontakt

Aktiv einfordernd   ---

Indirekt   ---

Über längeren   ---
Zeitraum   ---

Kurze Kontakte   ---

Aggression   ---

verbal   ---

nonverbal   ---

offen   ---

versteckt   ---

immer   ---

häufig   ---

angemessen   ---

wenig   ---

 keine   ---

Anpassung   ---

übermäßig   ---

angemessen   ---

wenig   ---

keine   ---

Körperkontakt   ---

aktive Suche   ---

bei Angebot   ---

angenommen   ---

Abwehr   ---

übermäßig   ---

angemessen   ---

wenig   ---

keiner   ---

Distanzverhalten   ---

distanzlos   ---

angemessen   ---

distanziert   ---

151

Mimik/ Gestik kontrolliert

frei

authentisch

unauthentisch

viel

angemessen

wenig

II. Beobachtungsprotokolle

1) Interaktionen zwischen Jonas und Silke (Bezugsbetreuerin) in Früh- und Spätdienst

2) Konflikte zwischen Jonas und Silke in Früh- und Spätdienst

3) Interaktionen zwischen Jonas und anderen Betreuern

4) Konflikte zwischen Jonas und anderen Betreuern

5) Spielsituationen

6) Interaktion mit anderen Kindern

7) Interaktion mit der Mutter

8) Interaktion mit dem Vater

9) Interaktion mit den Eltern

Beobachtung 1

Datum/Dienst: Spätdienst
Situation: 5
Dauer: ca. 10 Min

Kontakt: Aktiv einfordernd, kurze Kontakte
Aggression: nonverbal, offen, häufig
Anpassung:
Körperkontakt: Keiner
Distanzverhalten: Distanziert
Mimik/Gestik: Frei

- Ort: Schwimmbad. Mark und Jonas sitzen im Schwimmbecken gemeinsam auf einer Schwimmmatte. Mark beginnt damit, die Matte umzuwerfen, Jonas steigt in das Spiel mit ein.
- Mark will ein Spiel mit Jonas beginnen und spricht mit ihm. Dieser reagiert nicht auf Marks Aufforderung.
- Beide spielen daraufhin nebeneinander auf der Matte, Jonas ist hauptsächlich abgewandt.
- Mark sucht immer wieder verbal Kontakt. Als Jonas weiterhin nicht reagiert spielt Mark alleine mit einer Taucherbrille.
- Jonas beobachtet Mark aus dem Augenwinkel und beginnt immer wieder, die Matte auf der Mark sitzt, umzuwerfen (ca. 13 Mal). Dabei beobachtet er ihn. Während des Umwerfens hat er die Lippen fest zusammengekniffen, die Stirn gerunzelt.
- Nachdem Mark in das Umwerfen einsteigt, hört Jonas auf und beginnt, ihm Wasser ins Gesicht zu spritzen. Mark geht spielerisch darauf ein, worauf Jonas das Interesse verliert.
- Die beiden bleiben nebeneinander auf der Matte. Mark spielt für sich, Jonas sitzt mit dem Rücken zu ihm gewandt und wirkt abwesend. Er suchte während der Situation keinen Blickkontakt zu anderen Kindern oder Betreuern.

Beobachtung 2

Datum/Dienst: Spätdienst
Situation: 3
Dauer: ca. 3 Min

Kontakt: Indiekt, über längeren Zeitraum
Aggression: keine
Anpassung: übermässig
Körperkontakt: Bei Angebot angenommen (a), aktive Suche (b)
Distanzverhalten: Distanziert
Mimik/Gestik: Frei (a), kontrolliert (b), authentisch (a), unauthentisch (b)

- Ort: Schwimmbad. Betreuer Matthias sitzt am Beckenrand und spielt mit dem Jungen Nick. Dieser befindet sich im Wasser. Beide haben eine Wasserpistole und spritzen sich gegenseitig nass. Sie sind sehr laut und lachen viel.

- Jonas liegt mit dem Oberkörper auf einer Schwimmmatte, paddelt langsam mit den Beinen. Er ist weiter von Nick entfernt, schwimmt aber langsam von links auf ihn zu. Sein Gesicht wirkt entspannt, er beobachtet das Spiel genau, lässt dabei Matthias nicht aus den Augen.

- Immer wenn dieser lacht, grinst Jonas leicht und weitet die Augen.

- Als Matthias kurz Blickkontakt mit Jonas aufnimmt, hellt sich dessen Gesicht auf, und er lächelt starr. Sein Mund öffnet sich kurz, als wolle er etwas sagen.

- Als der Betreuer den Blickkontakt hält, paddelt Jonas zur Treppe, klettert aus dem Wasser und geht direkt auf Matthias zu. Er steigt in das Spiel ein, lacht laut und beginnt, Matthias nass zu spritzen, woraufhin dieser mit ihm rauft. Während des Spieles beachtet Jonas Nick, der weiterhin beteiligt ist, nicht weiter, sondern ist vor allem auf den Betreuer bezogen.

Beobachtung 3

Datum/Dienst: Spätdienst
Situation: 1
Dauer: ca. 5 Min

Kontakt: Indirekt, über längeren Zeitraum
Aggression: keine
Anpassung: Übermäßig
Körperkontakt: Bei Angebot angenommen
Distanzverhalten: Distanziert
Mimik/Gestik: Kontrolliert, unauthentisch, wenig

- Ort: Auf dem Spielplatz, alle Gruppen zusammen. Zwei Betreuer sitzen auf einer Bank, eine Betreuerin schaukelt ein Kind an, die andere spielt mit einer Gruppe Seilspringen.
- Jan kommt zu Silke, steht vor ihr: „können wir kuscheln?"
- Silke: „Klar, komm auf meinen Schoß."
- Jan krabbelt auf ihren Schoß, schmiegt sich an sie und lehnt den Kopf an ihre Schulter. Silke krault ihm den Rücken.
- Jonas steht in der Nähe und beobachtet die beiden. Seine Miene ist ernst, er wirkt angespannt. Er ist Silke zugewandt, lässt sie nicht aus den Augen.
- Silke schaut zu Jonas und nimmt Blickkontakt mit ihm auf. Sie lächelt ihn offen und freundlich zugewandt an. Jonas´ Gesichtsausdruck verändert sich augenblicklich, er weitet die Augen und lächelt.
- Silke: „Hey, na Jonas!" Sie ruft fröhlich. Jonas kichert verhalten und nähert sich langsam und steifbeinig. Zögerlich legt er seinen Kopf an Silkes Schulter, mit nur sehr leichtem Kontakt.
- Silke freundlich und fragt leise: „Jonas, möchtest du auch ein bisschen kuscheln?" - Jonas: „Mh, ja." Seine Stimme ist leise und hoch.

- Silke nimmt ihn in den Arm und bietet ihm ihr freies Bein an. Jonas nimmt lächelnd das Angebot an und setzt sich steif auf Silkes Schoß. Er sitzt angespannt und unsicher, mit sehr viel Distanz zwischen ihnen beiden.

- Silke krault ihm den Rücken und sagt ruhig: „Weißt du Jonas, wenn du kuscheln möchtest, kannst du einfach zu mir kommen und das sagen, o.K.? Sonst weiß ich ja gar nicht, dass du kuscheln willst."

- Jonas nickt lächelnd. Nach kurzer Zeit gleitet er von ihrem Schoß, stellt sich ihr gegenüber und beginnt ein Gespräch über Gras.

Beobachtung 4

Datum/Dienst: Spätdienst
Situation: 1+3
Dauer: ca. 3 Min

Kontakt: Indirekt, kurzer Kontakt
Aggression: Keine
Anpassung: übermäßig
Körperkontakt: Keiner
Distanzverhalten:
Mimik/Gestik: Kontrolliert, unauthentisch, wenig

- Ort: Spielplatz, alle Gruppen zusammen. Die Betreuer stehen zusammen, die Kinder sind auf dem Spielplatz verteilt. Jonas steht zwischen den Betreuern, er hat die Arme über den Kopf gehoben, daran hängt seine Jacke. Er wiegt den Oberkörper hin und her, blickt in die Ferne, wirkt verträumt.
- Jonas: „Beate, können wir heute Abend wieder zusammen basteln?" - Kein Blickkontakt.
- Beate: „Klar, hast du denn schon eine Idee?"
- Jonas: „Ja, eine Supertolle!"
- Silke: „Die Beate bastelt toll Jonas, oder?"
- Jonas wendet sich Silke zu: „Ja, dafür lasse ich Kinderkino ausfallen." - Spricht mit hoher Stimme. Blickt dann Beate an
- Silke: „So, so, dann kann die Beate dich ja auch ins Bett bringen."
- Jonas nimmt die Arme runter, wendet sich abrupt Silke zu: „Nein!" - Er schüttelt dabei heftig den Kopf, blickt Silke unentwegt an.
- Silke: „Ich kann dich auch ins Bett bringen, wenn du das möchtest."
- Jonas hört auf den Kopf zu schütteln, lächelt angespannt: „Mh, ja." - Spricht mit kleinkindhaft hoher Stimme.

Beobachtung 5

Datum/Dienst: Spätdienst

Situation: 3+1

Dauer: ca. 4 Min

Kontakt: Aktiv einfordernd, über längeren Zeitraum

Aggression: keine

Anpassung: angemessen

Körperkontakt: aktive Suche

Distanzverhalten: Angemessen

Mimik/Gestik: Kontrolliert, frei, authentisch, unauthentisch, viel

- Ort: Auf dem Weg vom Spielplatz zurück auf Station. Betreuerin Andrea geht alleine über die Strasse, als Jonas halbschnell von hinten angelaufen kommt und seine Hand in ihre schiebt. Die beiden gehen an einem silbernen Mercedes vorbei.

- Jonas: „Oh wie schön, mein Lieblingsauto." Er zeigt auf den Wagen, spricht überbetont und hell: „So einen braucht die Silke, damit wäre sie richtig schnell."

- Andrea: „Ah, ha, du kennst dich aber gut aus mit Autos."
  Jonas: „Wieso?" - Schaut Andrea an.

- Andrea: „Na, weil du weißt, dass ein Mercedes schnell ist."

- Jonas: „Mh, ja." - Er spricht hoch, blickt zu Boden: „Die Silke braucht eigentlich eine Korvette, die ist noch schneller." - Blickt zu Silke, die voraus geht und gerade mit einem anderen Kind spricht und es an der Hand hält: „Silke, Silke du brauchst eine Korvette, dann sind wir ganz schnell im Phantasialand!" - Er ruft mit piepsiger Stimme.

- Silke wendet sich ihm lachend zu: „Oh ja, dann können wir den Matthias überholen!"

- Jonas: „Ja das machen wir, dann ärgert er sich." Er wird schneller, um Silke einzuholen, lässt Andrea aber nicht los. Als er Silke erreicht hat, nimmt er ihre Hand und läuft zwischen den Betreuerinnen.

Beobachtung 6

Datum/Dienst: Spätdienst

Situation: 1

Dauer: ca. 3 Min

Kontakt: Kurzer Kontakt

Aggression: nonverbal, versteckt

Anpassung: Übermäßig

Körperkontakt: Keiner

Distanzverhalten: Angemessen

Mimik/Gestik: Kontrolliert

- Ort: In der Gruppe am Abendbrottisch. Ben und Jonas lachen und albern herum.
- Silke wendet sich mit konsequenter und klarer Ansprache an Ben: „Ben, hörst du jetzt bitte auf, zu lachen und isst mal in Ruhe weiter, du bist zu laut!"
- Ben beruhigt sich, Jonas beobachtet die beiden und kichert verstohlen weiter, bleibt jedoch knapp unter der Konfliktgrenze. Er schaut Ben an, provoziert ihn deutlich, weiter zu lachen.
- Silke wendet sich freundlich aber bestimmt an ihn: „Jonas hörst du jetzt bitte auch auf zu lachen, da haben wir ja gestern schon mal drüber gesprochen. Wenn ich dem Ben sage, dass er aufhören soll und du weiter lachst, ist das total schwer für ihn."
- Jonas zuckt zusammen, zieht den Kopf zwischen die Schultern und schaut weg. Er schweigt eine ganze Zeit und wechselt dann das Thema, spricht über das Abendessen.

Beobachtung 7

Datum/Dienst: Spätdienst
Situation: 3
Dauer: ca. 2 Min

Kontakt: Aktiv einfordernd, über längeren Zeitraum
Aggression: verbal, offen, versteckt, häufig
Anpassung: angemessen
Körperkontakt: Keiner
Distanzverhalten:
Mimik/Gestik: Kontrolliert

- Ort: Jonas´ Zimmer: Jonas und Beate basteln gemeinsam in Jonas Zimmer (Basteln im Einzelkontakt). Jonas holt sich Malschablonen aus der Bastelkammer.
- Er probiert sie aus und malt damit zunächst ein recht kompliziertes Pferd aus zusammengesetzten Teilen. Als ihm dies nicht gelingt, malt er absichtlich falsch, spricht dabei nicht und ist konzentriert. Als das Pferd fertig ist, zeigt er es Beate: „Ist das ein Pferd?" Er spricht mit klarer, fester Stimme.
- Beate: „Hinten ja, vorne nicht."
- Jonas lacht. Beginnt ein neues Bild zu malen: „Wer von uns hat hier eine Meise?" - Sein Gesicht und Tonfall sind ernst.
- Beate: „ Also ich nicht." Spricht in scherzendem Tonfall
- Jonas: „Ich auch nicht, also musst du es sein." - Er schaut nicht von seinem Bild auf, malt.
- Beate: „Vielleicht haben wir beide keine."
- Jonas: „Nein du hast eine."
- Beate: „Dann haben wir beide eine."
- Jonas: „Nein du. Gib mir mal das Blau." - Er streckt seine Hand aus, schaut nicht von seinem Bild auf. Beate gibt ihm einen blauen Stift.

- Beate: „Wie kommst du denn darauf, dass ich eine Meise habe?" - Spricht in scherzhaft vorwurfsvollem Tonfall.
- Jonas: „Mein ich ja gar nicht."

Beobachtung 8

Datum/Dienst: Spätdienst
Situation: 1
Dauer: ca. 10 Min

Kontakt: Aktiv einfordernd, indirekt, kurze Kontakte
Aggression: Keine
Anpassung: Wenig
Körperkontakt: Keiner
Distanzverhalten: Distanziert
Mimik/Gestik: Kontrolliert, wenig

- Ort: Fahrradbahn. Ben ist mit dem Rad gestürzt. Silke holt ihn und setzt ihn neben sich, um ihn zu untersuchen und zu trösten.
- Kevin und Jonas halten an, um zu schauen was passiert ist. Jonas hält sich abseits.
- Silke holt das Rad, dessen Lenker verbogen ist. Sie kümmert sich um Ben und das Rad.
- Jonas findet den abgebrochenen Scheinwerfer und spielt damit. Er wendet sich von der allgemeinen Situation ab.
- Silke unterhält sich mit Ben.
- Jonas schaltet sich immer wieder mit Kommentaren über den Scheinwerfer dazwischen und unterbricht die beiden. Er spricht Silke dabei nie direkt an, sondern fordert durch seine Kommentare Silke immer wieder auf, ihm zuzuhören und auf ihn einzugehen.
- Silke ignoriert dies, kümmert sich weiter um Ben und das Rad.

Beobachtung 9

Datum/Dienst: Spätdienst
Situation: 1
Dauer: ca. 5 Min

Kontakt: Aktiv einfordernd, über längeren Zeitraum
Aggression: verbal, nonverbal, offen, immer
Anpassung:
Körperkontakt: aktive Suche
Distanzverhalten: Distanziert
Mimik/Gestik: Kontrolliert

- Ort: Spielplatz, kurz nach der Situation auf der Fahrradbahn. Die Betreuer Silke und Beate sitzen auf einem Klettergerüst und unterhalten sich. Jonas spielt alleine auf einem anderen Klettergerüst. Plötzlich kommt er steifbeinig und starr lächelnd angelaufen: „Jetzt kriegt die Silke aber richtig Ärger!" Er spricht hoch, aber mit aggressivem Tonfall.
- Silke reagiert nicht auf ihn.
- Jonas klettert hinter den Betreuern auf das Gerüst und legt sich bäuchlings auf einen Balken. Er versucht, an Silke heranzukommen, erreicht sie aber nicht. Stattdessen wuschelt er Beate in den Haaren: „Schade, dass die Silke hier nicht sitzt, sonst könnte ich sie ärgern."
- Beate: „Na da hat die Silke aber Glück gehabt."
- Jonas: „Wieso?"
- Beate: „Weil es nicht schön ist, geärgert zu werden."
  Jonas: „Doch." - Er klettert vom Gerüst herunter und läuft zu einer nahen Schaukel.

Beobachtung 10

Datum/Dienst: Spätdienst
Situation: 1
Dauer: ca. 5 Min

Kontakt: Indirekt, kurzer Kontakt
Aggression: keine
Anpassung: angemessen
Körperkontakt: Keiner
Distanzverhalten: Angemessen
Mimik/Gestik: Kontrolliert

- Ort: Spielplatz. Jonas steht vor Silke, schaut sie nicht an, ist ihr aber zugewandt. Er ist mit einem kaputten Fahrradscheinwerfer beschäftigt.
- Jonas: „Doof, dass man Pipi machen nicht lange einhalten kann."
- Silke: „Ja Jonas, das stimmt." Weiter sagt sie nichts, schaut Jonas abwartend an.
- Jonas geht schweigend und mit zusammen gekniffenen Beinen zu einer Rutschbahn und rutscht dort. Nach einer Weile geht Silke zu ihm: „Jonas, kann es sein, dass du mal Pipi musst?"
- Jonas: „Ja". Sein Tonfall ist kleinkindhaft.
- Silke: „Dann sag doch einfach direkt Bescheid, dann können wir zurück zur Station gehen, und du musst nicht so lange einhalten." Silke spricht ruhig aber bestimmt.
- Jonas: „Mh, ja."

Beobachtung 11

Datum/Dienst: Spätdienst
Situation: 1+3
Dauer: ca. 1 1/2 St.

Kontakt: Aktiv einfordernd, indirekt, über längeren Zeitraum
Aggression: keine
Anpassung: angemessen
Körperkontakt: Wenig
Distanzverhalten: Angemessen
Mimik/Gestik: Kontrolliert, Frei, angemessen viel

- Ort: Spaziergang mit vier Betreuern und sechs Kindern am Rhein. Jonas hält sich zu Beginn des Ausflugs eng an Silke, läuft an ihrer Hand und spricht nur mit ihr. Im Laufe der Zeit wendet er sich vermehrt dem Betreuer Matthias zu.
- Am Rhein macht Matthias mit den Kindern ein Lagerfeuer, wobei Jonas kräftig mithilft. Er sucht Brennholz und schürt das Feuer. Er weicht Matthias kaum von der Seite, beobachtet ihn viel und geht beim Feuermachen völlig auf. Hin und wieder geht er zu Silke und sucht angemessen Kontakt zu ihr.
- Auf dem Heimweg ist er kaum bei Silke oder Matthias, geht abseits hinter der Gruppe her und klagt über Kopfschmerzen. Er wirkt in sich gekehrt und traurig.

Beobachtung 12

Datum/Dienst: Frühdienst
Situation: 1
Dauer: ca. 1 Min

Kontakt: Kurzer Kontakt
Aggression: verbal, versteckt
Anpassung: Angemessen
Körperkontakt: Keiner
Distanzverhalten: Angemessen
Mimik/Gestik: Kontrolliert

- Ort: Flur der Gruppe. Silke unterhält sich mit Jonas über den Phantasialandausflug am nächsten Tag: „Hoffentlich kannst du heute Abend schlafen und bist nicht so aufgeregt."
- Jonas: „Aber du bist ja gar nicht da, um das mit zu bekommen." Spricht mit hoher Stimme.
- Silke: „Aber wir sehen uns ja morgen früh, dann kannst du es mir ja erzählen."
- Jonas: „Du willst immer alles von mir wissen." - Vorwurfsvoller, hoher Tonfall.

Beobachtung 13

Datum/Dienst: Frühdienst
Situation: 1
Dauer: ca. 2 Min

Kontakt: Indirekt
Aggression: keine
Anpassung: angemessen
Körperkontakt: Keiner
Distanzverhalten: Distanziert
Mimik/Gestik: Kontrolliert

- Ort: Stationsküche. Silke und Jonas bereiten gemeinsam Salat für das Mittagessen zu. Jonas schneidet Tomaten, neben ihm steht Silke und macht Salatsoße.
- Silke: „Jonas gib gut auf deine Finger acht, dass du dich nicht schneidest."
- Jonas: „Wieso sagst du das?" - Spricht mit hoher Stimme, blickt nicht auf.
- Silke: „Weil ich mich um dich sorge und auf dich achte. Weißt du, ich hab dich nämlich gerne."
- Jonas antwortet erst nicht, reißt die Augen auf und macht einige Male den Mund auf und zu. Er wird rot, schaut Silke nicht an.
- Jonas: „Ich kann das schon."

Beobachtung 14

Datum/Dienst: Frühdienst
Situation: 1
Dauer: ca. 2 Min

Kontakt: Indirekt
Aggression: verbal, offen, immer
Anpassung:
Körperkontakt: Keiner
Distanzverhalten: Distanziert
Mimik/Gestik: Kontrolliert, unauthentisch, wenig

- Ort: Stationsküche. Silke und Jonas bereiten den Essenswagen vor. Silke will Tassen aus dem Schrank nehmen, dabei fallen alle Plastikbecher auf den Boden.
- Jonas sitzt auf einer Küchenzeile und lacht schadenfroh: „Immer musst du alles runterwerfen!"
- Silke ignoriert den gehässigen Kommentar: „Ah, ich kann mich doch nicht bücken, ich bin doch eine alte Frau."
- Jonas sitzt weiterhin auf der Küchenzeile. Er lächelt: „Das ist doch gut, dass du eine alte Frau bist."
- Silke geht nicht auf die Kommentare ein, beginnt die Becher aufzuheben. Jonas beobachtet sie dabei grinsend.

Beobachtung 15

Datum/Dienst: Frühdienst

Situation: 2

Dauer: ca. 4 Min

Kontakt: Aktiv einfordernd, über längeren Zeitraum

Aggression: verbal, offen, immer

Anpassung: wenig

Körperkontakt: Keiner

Distanzverhalten: Angemessen

Mimik/Gestik: Kontrolliert, unauthentisch wenig

- Ort: Auf einem Tretboot im Phantasialand. Jonas und Silke sitzen gemeinsam in einem Boot.
- Silke: „Guck mal, Jonas, das ist der Hebel zum Lenken. Wenn du ihn nach rechts drückst, schwimmen wir nach links, und wenn man ihn nach links drückt, fährt das Boot nach rechts."
- Jonas: „Ich will lenken, du kannst das sowieso nicht." Lächelt, spricht hoch: „Du machst immer alles falsch."
- Silke: „Wie meinst du das." Ihr Tonfall ist neutral.
- Jonas: „Na, dass du eben alles falsch machst."
- Silke lässt dies so stehen, die beiden paddeln ein Stück vorwärts. Sie rutscht plötzlich mit dem Fuß vom nassen Pedal ab.
- Jonas: „Du kannst das nicht."
- Silke: „Es ist nicht besonders nett wenn du mir immer wieder sagst, dass ich etwas nicht kann."
- Jonas: „Wieso?" Lächelt.
- Silke: „Na ich fühle mich dabei nicht besonders gut. Stell dir mal vor, ich würde dir den ganzen Tag sagen, dass du nicht gut malen kannst, oder sowieso immer alles falsch machst, wie würdest du dich da fühlen?"

- Jonas: „Gut." - Silke: „Das glaube ich dir nicht." - Jonas: „Mh." Beide schweigen.

- Silke: „Guck mal da vorne sind Matthias und Nick wollen wir zu ihnen fahren?"

- Jonas: „Ja, dann bringen wir sie zum Kentern." Er reißt die Augen auf, lächelt weiterhin.

Beobachtung 16

Datum/Dienst: Frühdienst
Situation: 7
Dauer: 6 Min

Kontakt: Indirekt, über längeren Zeitraum
Aggression: Keine
Anpassung: Wenig
Körperkontakt: Keiner
Distanzverhalten: Angemessen
Mimik/Gestik: Kontrolliert, unauthentisch, wenig

- Jonas: „Hallo?" Er spricht mit sehr hoher Stimme.
- Mutter: „Hallo mein Schatz, ich freue mich mit dir zu reden. Wie geht es dir?" - Die Mutter redet ebenfalls mit hoher, kleinkindhafter Stimme.
- Jonas: „Hm, gut." Lächelt.
- Mutter: „Das ist schön, mir geht es auch gut. Hast du den was Schönes erlebt?"
- Jonas: „Ja."
- Mutter: „Ja? Was denn?"
- Jonas: „Der Kevin schläft jetzt in meinem Zimmer."
- Mutter: „Oh ja, das klingt schön."
- Jonas: „Weißt du auch warum?"
- Mutter: „Nein. warum?"
- Jonas: „Na, weil ein neuer Junge gekommen ist." Klingt vorwurfsvoll.
- Mutter: „Ah ha. Das konnte ich ja nicht wissen." Sehr helle Stimme, entschuldigender Tonfall.
- Jonas: „Ja."
- Mutter: „ Wie heißt der denn?"

- Jonas: „Jan.. Er ist neun."
- Mutter: „Und? Versteht ihr euch gut?"
- Jonas: „Mh."
- Mutter: „Na, ihr müsst euch bestimmt noch kennen lernen. Am Anfang ist es immer schwierig mit neuen Kindern."
- Jonas: „Ja." Lächelt noch immer.
- Mutter: „Sag mal mein Schatz, du weißt doch bestimmt, dass wir dich am Freitag abholen?"
- Jonas: „Ja. Ich freue mich auf mein Meerschweinchen."
- Mutter: „ Ich freue mich auch ganz doll." Betont den Satz deutlich.
- Jonas: „Ja." - Kurze Pause.
- Mutter: „Was machst du denn gerade."
  Jonas: „Hausaufgaben."
- Mutter: „Oh dann habe ich dich gestört!" - hebt die Stimme.
- Jonas: „Ja. Beim Rechnen."
- Mutter: „ Entschuldigung. Klappt es den gut?"
- Jonas: „Ja."
- Mutter: „Das ist schön. Dann will ich dich nicht länger stören, wir sehen uns ja am Freitag, dann können wir ganz viel erzählen, o.K.?"
- Jonas: „Ja." - Lächelt.
- Mutter: „Ich hab dich ganz, ganz doll lieb mein Schatz und drücke dich ganz fest."
- Jonas: „Ich dich auch." Jonas dreht sich unruhig auf dem Bürostuhl hin und her.
- Mutter: „Dann bis Freitag Schätzchen, hab ganz viel Spaß, Tschüss." Gibt Jonas zum Abschied ein Kuss durch den Hörer.
- Jonas: „ Tschüss." - Jonas legt den Hörer auf und läuft ohne ein weiteres Wort aus dem Betreuerzimmer und zurück in die Gruppe.

Beobachtung 17

Datum/Dienst: Spätdienst
Situation: 1
Dauer: ca. 5 Min

Kontakt: Indirekt, kurzer Kontakt
Aggression: verbal, offen
Anpassung: wenig
Körperkontakt: Keiner
Distanzverhalten: Angemessen
Mimik/Gestik: Kontrolliert, unauthentisch, wenig

- Ort: In der Gruppe. - Silke beginnt den Spätdienst nach drei Tagen Urlaub und kommt in die Gruppe. Silke: „Hallo Tigerkinder!"
- Ben, Kevin und Jan stürmen laut rufend auf Silke zu. Diese nimmt die Kinder in den Arm: „Na, wie geht es euch? Hallo Jonas." Silke grüßt ihn über die anderen hinweg.
- Jonas steht abseits, hat einen Zettel in der Hand. Er wartet mit ernstem Gesicht, bis sich die anderen Kinder von Silke lösen.
- Jonas: „Silke, ich habe einen Brief für dich." Er spricht mit hoher Stimme und bewegt sich steif, als er den Brief überreicht, lächelt.
- Silke: „Oh, das ist aber lieb, danke." Sie faltet den Brief auf und liest `Die Silke war am Donnerstag mit mir Eis essen. Dann war sie ganz lange nicht da.´
- Jonas beobachtet Silke genau, während diese liest.
- Silke: „Was meinst du damit, dass ich ganz lange nicht da war?"
- Jonas:" Du bist immer so lange weg, du bist nie da." Er blickt zu Boden, spricht kleinkindhaft und lächelt.
- Silke: „Ich habe dir aber am Donnerstag erklärt, dass ich frei habe übers Wochenende und wir uns ab heute eine Woche lang sehen. Auch wenn ich frei habe, vergesse ich dich nicht."

- Jonas blickt noch immer auf den Boden, nimmt Silke dann den Brief aus der Hand.

- Jonas: „Na gut." Dann geht er aus der Gruppe und so aus dem Kontakt.

Beobachtung 18

Datum/Dienst: Spätdienst
Situation: 3 oder 4
Dauer: ca. 4 Min

Kontakt: Aktiv einfordernd, kurzer Kontakt
Aggression: keine
Anpassung: Angemessen
Körperkontakt: Keiner
Distanzverhalten: Angemessen
Mimik/Gestik: Kontrolliert, unauthentisch, angemessen viel

- Jonas geht mit der Gruppenbetreuerin Beate auf einer Höhe. Beate hält Jonas die Türe zum Schwimmbad auf, da diese recht schwer ist.
- Beate: „So, rein mit dir."
- Jonas: „Hast du dir schon überlegt, was wir heute basteln?" - Feste Stimme.
- Beate: „Wie, basteln?" - Sie blickt Jonas irritiert an.
- Jonas: „Na, wir basteln doch heute. Statt Kinderkino." - Bestimmender Tonfall.
- Beate: „Wann haben wir das denn abgesprochen?"
- Jonas: „Das habe ich entschieden."
- Beate: „Es wäre aber nett, wenn du mich fragen würdest, ob ich dazu Lust habe, statt für mich mit zu entscheiden."
- Jonas lächelt Beate starr an. Er beginnt gleichzeitig seine Schuhe auszuziehen.
- Beate: „Weißt du, es könnte ja sein, dass ich heute lieber Kinderkino gucken möchte."
- Jonas: „Mh, hast du denn Lust, mit mir zu basteln?" - Er meidet Blickkontakt.

- Beate: „Ja, eigentlich habe ich schon Lust, aber nicht wenn du das einfach für mich bestimmst."
- Jonas: „Dann habe ich ja richtig entschieden."
- Beate: „Trotzdem musst du Leute immer erst fragen, ob sie etwas machen wollen, du kannst nicht einfach für andere entscheiden."
- Jonas: „Wieso? Das ist doch gut für die anderen." - Er spricht den Satz mit piepsiger Stimme und läuft dann zu den Umkleidekabinen - und damit aus der Situation raus.

Beobachtung 19

Datum/Dienst: Spätdienst
Situation: 3
Dauer: ca. 4 Min

Kontakt: kurzer Kontakt
Aggression: keine
Anpassung: übermäßig
Körperkontakt: Keiner
Distanzverhalten: Angemessen
Mimik/Gestik: Kontrolliert, authentisch, wenig

- Ort: Jonas´ Zimmer. Am Nachmittag hatte sich Jonas mit der Betreuerin Beate zum Basteln am Abend verabredet. Zwischenzeitlich hat er mit dem Betreuer Holger ein Puzzle begonnen, an dem Holger weiter arbeitet, während Jonas und Beate den Basteltisch vorbereiten. Jonas ist dabei unkonzentriert und schaut immer wieder zu Holger und dem Puzzle.
- Beate: „Jonas du musst dich schon entscheiden was du machen möchtest, Basteln oder Puzzeln."
- Jonas: „Mhm, Basteln." Er wirkt angespannt. Schaut Beate nicht an..
- Beate: „Du kannst ruhig puzzeln, wenn du magst. Wir können die Schatztruhe ja dann morgen basteln."
- Jonas legt den Kopf schief, schaut Beate von unten an: „Morgen basteln." Er spricht in hoher, kleinkindhafter Stimmlage.
- Beate: „Ja alles klar, dann komm, wir räumen die Bastelsachen in den Schrank, dann haben wir sie morgen direkt."
- Jonas wirkt gelöst, räumt fröhlich auf und setzt sich zu Holger. „Willst du mitmachen?" fragt er Beate. Diese nimmt die Einladung an.

Beobachtung 20

Datum/Dienst: Spätdienst
Situation: 3
Dauer: ca. 4 Min

Kontakt: Aktiv einfordernd, über längeren Zeitraum
Aggression: verbal, versteckt
Anpassung: Angemessen
Körperkontakt: Keiner
Distanzverhalten: Angemessen
Mimik/Gestik: Kontrolliert, angemessen viel

- Ort: Jonas´ Zimmer. Jonas puzzelt mit den Betreuern Beate und Holger.
- Jonas:" Mist, da fehlt ein Teil!" - Er steht auf und holt die leere Puzzleschachtel. Er blickt hinein, schaut dann zu den Betreuern, greift dabei mit der Hand in die Schachtel: „Oh, da ist es ja. Holger es klemmt da drin! Guck, da ist es!" - Er klingt fröhlich aufgeregt.
- Er geht zum Puzzle, hat dabei nichts in der Hand und tut so, als ob er das Teil einbaut. Dann setzt er sich auf das Puzzle, so dass Holger den Schwindel nicht sieht. Dieser achtet nicht darauf.
- Später steht Jonas auf, Holger schaut auf und entdeckt, dass das Teil noch fehlt.
- Holger: „Jonas, hast du das Teil oder war das eben Spaß?"
- Jonas: „Spaß? Kein Spaß." - Er ist abgewandt von Holger, flüstert die Antwort.
- Holger: „Wie, was war es denn?"
  Jonas: „Na Spaß."

Beobachtung 21

Datum/Dienst: Spätdienst
Situation: 1
Dauer: ca. 8 Min

Kontakt: Indirekt, über längeren Zeitraum
Aggression: keine
Anpassung: Angemessen
Körperkontakt: Bei Angebot angenommen
Distanzverhalten: Angemessen
Mimik/Gestik: Kontrolliert, wenig

- Ort: Jonas´ Zimmer. Aufgrund von Personalmangel hat das Team der Gruppe beschlossen, dass Silke neben Jonas noch Ben, ein e-benfalls bindungsgestörtes Kind, als Bezugskind nehmen muss. Silke beschließt, Jonas vor Ben zu informieren, damit er sich mit der neuen Information erst einmal in Ruhe auseinandersetzen kann.
- Vor Dienstbeginn geht sie in die Gruppe, um mit Jonas in einer ruhigen Einzelsituation zu sprechen. „Hallo Jonas, ich möchte gerne etwas mit dir besprechen, was auch für dich ganz wichtig ist. Kommst du mal zu mir?"
- Silke setzt sich auf einen Stuhl in Jonas Zimmer. Dieser kommt zu ihr und setzt sich auf einen Stuhl neben ihr. Er schaut Silke zu Beginn des Gespräches an.
- Silke: „ Hör mal, wir haben im Gruppenteam darüber gesprochen, dass der Ben und der Jan ja noch keine Bezugsbetreuer haben, und wir haben überlegt, wer das sein könnte. Der Holger ist im Augenblick ja nicht so oft da, also bleiben nur Andrea und ich, die oft genug da sind, um sich genug um Bezugskinder kümmern zu können. Darum haben wir entschieden, dass der Ben auch noch mein Bezugskind wird."
- Jonas blickt zu Boden und fummelt an seinen Fingern herum: „Ja." - Er spricht ganz leise, fast gehaucht und piepsig.

- Silke: „Ich bin aber dann immer noch ganz viel für dich da Jonas, und habe dich noch genauso gerne wie jetzt, daran ändert sich nichts. Aber ich werde auch mehr Zeit mit Ben verbringen, weißt du?"

- Jonas: „Mh, ja."

- Silke: „Aber wir können es ja vielleicht so machen, dass du zu mir kommst, wenn du das Gefühl hast, dass ich mich nicht genug um dich kümmere, was meinst du?"

- Jonas: „Mh." - Blickt noch immer zu Boden, spielt mit den Fingern.

- Silke:" Sollen wir es so machen? Ich höre dann auch ganz bestimmt auf dich." - Streicht ihm über den Rücken.

- Jonas: „Ja."

- Eine Weile schweigen beide, Silke ist Jonas zugewandt, Jonas schaut still auf seine Finger.

- Silke: „Wie findest du das denn, dass Ben jetzt auch mein Bezugskind ist?"

- Jonas: „Mh, gut."

- Silke: „Du siehst aus, als fändest du das doof."

- Jonas: „Nee. Ja. Doch." - Legt dabei den Kopf schief und schaut Silke verlegen von unten herauf an. Seine Stimme ist gehaucht.

- Silke: „Ich kann das gut verstehen Jonas, aber ich habe dich noch genauso gerne, und wenn ich mal zu wenig Zeit mit dir verbringe und du mir das sagst, klappt es bestimmt gut."

- Jonas: „Ja. Ist die Laura schon da?" - Lächelt starr.

- Silke: „Das weiß ich nicht, soll ich mal nach schauen?"

- Jonas: „Ja."

Beobachtung 22

Datum/Dienst: Spätdienst
Situation: 1
Dauer: ca. 3 Min

Kontakt: Aktiv einfordernd, über längeren Zeitraum
Aggression: verbal, offen, immer
Anpassung: Angemessen
Körperkontakt: Keiner
Distanzverhalten: Angemessen
Mimik/Gestik: Frei, authentisch, angemessen viel

- Ort: Jonas´ Zimmer. Jonas und Silke puzzeln, Nick spielt Arzt und untersucht alle, die im Zimmer sind. Als Betreuerin Andrea die Gruppe betritt, wird auch sie direkt behandelt.
- Andrea: „Na, Nick, wie sieht es aus, bin ich noch zu retten oder bin ich krank?"
- Silke: „Also wenn es dich beruhigt, Nick hat gesagt, ich wäre gesund."
- Jonas: „Stimmt ja gar nicht." - Spricht piepsig.
- Silke: „Jonas behauptet die ganze Zeit ich wäre noch krank."
- Jonas: „Ja das stimmt ja auch, du bist doch krank."
- Silke: „Das stimmt aber nicht. Außerdem - wäre das ja schlimm?"
- Jonas: „Wieso?" - Er lächelt, lässt Silke nicht aus den Augen.
- Silke: „Weil ich dann nicht auf Station sein könnte."
- Jonas: „Das ist doch gut!"
- Silke: „Das glaub ich aber nicht." - Lacht.
- Nick: „Ihr seid alle gesund!!"
- Andrea: „Da können wir aber beruhigt sein."
- Jonas wendet sich wieder dem Puzzle zu.

Beobachtung 23

Datum/Dienst: Spätdienst
Situation: 3
Dauer: ca. 10 Min

Kontakt: Aktiv einfordernd, über längeren Zeitraum
Aggression: verbal, nonverbal, offen, versteckt
Anpassung: angemessen
Körperkontakt: Aktive Suche, angemessen viel
Distanzverhalten: Angemessen
Mimik/Gestik: Kontrolliert, Frei (unbeobachtet) authentisch (unbeobachtet), angemessen viel

- Ort: Spaziergang durch die Felder. Jonas pflückt Blumen, weshalb Betreuerin Beate und er weit hinter der Gruppe zurück liegen. Er lässt sich viel Zeit, betrachtet jede Blume genau und untersucht sie auf Tiere.
- Auf einem brachliegenden Feld findet er eine große Rapspflanze die er herausreißt.
- Beate: „Die ist aber sehr schön Jonas."
- Jonas: „Ja, die ist für Silke." - Spricht mit fester Stimme.
- Er trottet langsam hinter Beate her und schweigt. Beate dreht sich zu ihm um. Er schleift die Pflanze mit den Blüten nach unten über den Boden. Dabei lächelt er.
- Beate: „Ich dachte, du wolltest Silke die Blumen schenken, so gehen die Blüten doch kaputt."
- Jonas: „Ja das sollen sie auch."
- Beate: „Meinst du, Silke gefallen kaputte Blumen?"
- Jonas: „Ja, sie findet kaputte Sachen toll. So, jetzt noch in die Pfütze." - Er tunkt die Pflanze in eine Pfütze und wedelt sie darin hin und her. Dabei ist er ernst und konzentriert. Dann nimmt er sie heraus und geht starr lächelnd weiter. Dabei betrachtet er die Blume genau. Beate geht in der Zwischenzeit weiter.

- Jonas: „Die ist aber noch nicht fertig. Da müssen noch Blüten raus-gerissen werden!" - Er schließt zu Beate auf, nimmt ihre Hand und streckt ihr kichernd die Pflanze entgegen: „Hier, reiß mal ein paar Blüten ab."

- Beate: „Nein, das möchte ich nicht. Ich glaube, Silke wird sich über eine so kaputte Blume nicht freuen."

- Jonas zieht die Blume ernst an sich und lässt Beates Hand los. Sein Gesicht verschließt sich, er beginnt, selbst Blüten auszuzupfen: „Dann behalte ich sie für mich. Ich mag kaputte Sachen nämlich sehr gerne."

- Beate: „Aha."

- Eine Weile gehen die beiden schweigend nebeneinander her, wäh-rend Jonas die Blüten ausreißt. Dann lässt er sich wieder zurück fallen. Weiter vorne wartet der Rest der Gruppe.

- Beate: „Guck mal, die anderen warten auf uns, ist das nicht nett?!"

- Jonas: „Nein, das ist nicht nett." - Er lächelt starr.

- Beate: „Ich finde es nett. Dann kannst du Silke ja die Blume schen-ken."

- Jonas: „Die wollte ich doch behalten." - Spricht mit entrüstetem Tonfall.

- Beate: „Ja richtig."

- Jonas wirft die Blume weg: „Ich will sie doch nicht, die ist kaputt."

- Beate wendet sich ihm zu, bleibt stehen: „Du hast doch gesagt, dass du kaputte Sachen magst." - Fragt verwundert.

- Jonas blickt sie an: „Nein ich mag kaputte Sachen überhaupt nicht. Guck mal, Pusteblumen." Jonas läuft in ein Feld und wirft sich bäuchlings in ein Pusteblumenfeld.

Beobachtung 24

Datum/Dienst: Spätdienst
Situation: 3
Dauer: ca. 5 Min

Kontakt: Aktiv einfordernd, über längeren Zeitraum
Aggression: verbal, offen, versteckt, immer
Anpassung: Angemessen
Körperkontakt: aktive Suche, angemessen viel
Distanzverhalten: Angemessen
Mimik/Gestik: Kontrolliert Frei, authentisch, unauthentisch, angemessen viel

- Ort: Spaziergang durch die Felder. Nach einem Gespräch über eine Blume, die Jonas Silke schenken wollte und dann weggeworfen hat, pflückt er Gänseblümchen und beginnt, „Ich liebe dich, ich liebe dich nicht" zu spielen.
- Beate: „Für wenn spielst du denn?"
- Jonas: „Für dich."
- Beate: „Oh, da bin ich gespannt, was dabei herauskommt."
- Jonas geht hinter ihr her: „Ich liebe dich, ich liebe dich nicht. Ich liebe dich. Ich liebe dich nicht. Ich hasse dich, ich hasse dich, ich hasse dich." - Er läuft zu Beate und hält ihr lächelnd die Blume, die nur noch ein Blatt hat, entgegen: „Ich hasse dich." - Er spricht mit fester Stimme, lächelt und zupft das Blatt in Beates Augenhöhe aus.
- Beate: „Au weia! Das war aber auch ein bisschen gepfuscht, oder?"
- Jonas: „Nein, guck, ich mache es noch mal." - Er pflückt noch eine Blume, achtet darauf, dass beim Abreißen genau richtig viele Blätter übrig bleiben. Er zeigt es Beate: „Ich liebe dich, ich hasse dich. Guck!" -
Er schiebt seine Hand in Beates.
- Beate: „Warum hasst du mich denn?"

- Jonas: „Tu ich ja gar nicht."

- Beate: „Da bin ich aber froh, ich mag dich nämlich gern und fände es schade, wenn du mich hassen würdest." - Sie ist ihm zugewandt, schaut ihn an.

- Jonas: „Ob man das auch mit Scheiße spielen kann?"

- Beate: „Wie meinst du das?"

- Jonas lacht: „Na, Scheiße auseinander nehmen."

- Beate: „Das ist aber kein schönes Spiel."

- Jonas: „Doch, das würde so schön stinken." - Jonas macht eine Pause, denkt offensichtlich angestrengt nach: „Oder aus dem Poloch pulen." - Kichert verlegen, schaut Beate erwartungsvoll an.

- Beate: „Nee Jonas, das ist kein schönes Spiel, darüber möchte ich nicht reden."

- Jonas: „O.K., dann mache ich es damit." - Lacht, wirkt aufgeregt und rennt zum Wegrand, wo ein abgestorbener Ast liegt. Er beginnt, ihn zu zerbrechen. Dabei ist er schnell, hektisch und seine Bewegungen sind abgehackt: „Ich liebe dich, ich liebe dich, ich liebe dich!"

Beobachtung 25

Datum/Dienst: Spätdienst
Situation: 1
Dauer: ca. 4 Min

Kontakt: Aktiv einfordernd, über längeren Zeitraum
Aggression: nonverbal, versteckt, immer
Anpassung: Angemessen
Körperkontakt: Aktive Suche
Distanzverhalten: Angemessen
Mimik/Gestik: Frei, kontrolliert, authentisch, unauthentisch angemessen viel

- Ort: Klettergerüst auf einem Spielplatz. Die Kinder der Löwen- und Tigergruppe spielen mit Silke Fangen auf einem Klettergerüst. Silke ist der Fänger, läuft hinter Ben her und fängt ihn.
- Daraufhin ist dieser der Fänger und versucht seinerseits, Silke zu erwischen.
- Jonas steht etwas abseits und beobachtet die beiden. Statt weg zu laufen, nähert er sich Ben, woraufhin er gefangen wird.
- Jonas jagt nun Silke hinterher und fängt sie. Er schubst sie so heftig, dass sie vom Klettergerüst fällt. Jonas ist dabei ernst.
- Silke blickt zu ihm auf, lacht: „Mann, Jonas, du bist aber ein stürmischer Fänger."
- Jonas grinst: „Ja." - Spricht hoch.

Beobachtung 26

Datum/Dienst: Spätdienst
Situation: 3
Dauer: ca. 4 Min

Kontakt: kurzer Kotakt
Aggression: keine
Anpassung: Angemessen
Körperkontakt: Keiner
Distanzverhalten: Angemessen
Mimik/Gestik: Kontrolliert, unauthentisch, wenig

- Ort: Auf dem Stationsflur. Jonas hatte in der Nacht heftige Bauch-
  krämpfe bekommen, die sich noch den Vormittag hin gezogen hat-
  ten. Den Tag über hatte er im Bett gelegen. Am Nachmittag ging es
  ihm ein wenig besser, und er lief wieder über die Station.
- Jonas steht in der Türe zur Tigergruppe und schaut den Kindern
  Jan und Sascha beim Toben zu. Die Betreuerin Nadine kommt an
  ihm vorbei: „Na Jonas, wie geht es dir denn?" - Sie bleibt stehen, ist
  Jonas zugewandt.
- Jonas: „Mh, nicht so gut." - Er lächelt.
- Nadine: „ Ja, das glaub ich, Bauchschmerzen sind gemein."
- Jonas: „Ja der Bauch tut noch weh." - Fasst sich an den Bauch, run-
  zelt die Stirn, seinem Gesicht ist deutlich Schmerz anzusehen, den-
  noch lächelt er weiter."
- Nadine: „Willst du dich wieder ins Bett legen?"
- Jonas nickt.
- Nadine: „Na komm, ich bring dich." - Sie begleitet ihn in die
  Gruppe.

Beobachtung 27

Datum/Dienst: Spätdienst
Situation: 1
Dauer: ca. 3 Min

Kontakt: Aktiv einfordernd, über längeren Zeitraum
Aggression: verbal, offen
Anpassung: Angemessen
Körperkontakt: Keiner
Distanzverhalten: Angemessen
Mimik/Gestik: Kontrolliert, authentisch, wenig

- Ort: Turnhalle. Jonas und Anton spielen Zuwerfen mit einem Ball. Silke sitzt daneben und schaut zu.
- Silke: „Sehr gut machst du das Jonas."
- Anton wirft den Ball überraschend zu Silke.
- Silke: „Oh in den Bauch, Mensch Anton!" - Alle lachen.
- Jonas: „Zu mir!"
- Silke wirft den Ball zu Jonas, er wiederum zu Anton und die beiden spielen ein paar Ballwechsel alleine.
- Jonas hat den Ball: „So und jetzt wieder heimlich zur Silke!"
- Silke: „Willst du, dass es mir noch mal weh tut?" - Lacht dabei, spricht scherzhaft vorwurfsvoll.
- Jonas: „Mh, mhm, dass du mitspielst." - Hohe Stimmlage.

Beobachtung 28

Datum/Dienst: Spätdienst

Situation: 7

Dauer: ca. 10 Min

Kontakt: Aktiv einfordernd, über längeren Zeitraum

Aggression: keine

Anpassung: Angemessen

Körperkontakt: aktive Suche

Distanzverhalten: Angemessen

Mimik/Gestik: authentisch, wenig

- Ort: Auf dem Stationsflur. Als Jonas von seiner Mutter zu einer Wochenendbeurlaubung abgeholt wurde, war er bereits am Vormittag unruhig und unkonzentriert und sagte oft, dass er sich auf seine Mutter freue. Dabei zählte er die Stunden bis zu dem Zeitpunkt, an dem sich seine Mutter angekündigt hatte.

- Als diese in Begleitung einer Freundin auf die Station kam, rannte er ihr auf dem Stationsflur entgegen. Frau H begrüßte ihn lächelnd und wirkte fröhlich, wobei sie in unnatürlich hoher Stimmlage sprach. Sie nahm ihren Sohn in den Arm, was der Junge erwiderte.

- Während Frau H sich mit einer Betreuerin unterhielt, stand Jonas schweigend bei seiner Mutter, drückte sich an sie und lächelte. Seinen Blick richtete er dabei nicht auf die ihn umgebenden Personen.

- Frau H strich ihm einige Male über den Kopf, woraufhin Jonas sich ihr zuwandte und lächelte. Als Frau H ihn mit hoher Stimme fragte, ob er sich auf das Wochenende freue, antwortete er in demselben Tonfall: „Ja."

- Als Jonas die Station mit seiner Mutter verlies, ergriff er ihre Hand. Frau H wandte sich ihm daraufhin zu und sie unterhielten sich.

9 Literaturverzeichnis

American Psychiatric Association. *DSM-IV-TR*, Weinheim, Basel 2003.

Beer, U.: *Erziehen mit Autorität*, Tübingen 1975.

Belsky, Jay; Russell, Isabella; *Interactional Synchrony and the Origins of Infant-Mother Attachment: A Replication Study*, in *Child Development*, H. 2, Michigan, 1988 S. 373-384.

Berufsbild für Berufsbetreuer: *Arbeitspapier der Mitgliederversammlung des BdB* (9.5.2003) und VfB (10.5.2003), o. O.

Bowlby, John: *Bindung. Eine Analyse der Mutter-Kind-Beziehung*, München 1975.

Bretherton, Inge: *Die Geschichte der Bindungstheorie*, in: Spangler; Zimmermann (Hg.): *Die Bindungstheorie - Grundlagen, Forschung und Anwendung*, Stuttgart 1997 S. 27- 49.

Brisch, Karl-Heinz: *Grundlagen der Bindungstheorie und aktuelle Ergebnisse der Bindungsforschung*, in: Finger-Trescher, Krebs (Hg.) 2003, S. 51-69.

Brisch, Karl-Heinz: *Bindungsstörungen – Von der Bindungstheorie zur Therapie*, 4. Aufl., Stuttgart 2001.

Brisch, Karl-Heinz: *Bindungsstörungen – Von der Bindungstheorie zur Therapie*, 5. Aufl., Stuttgart 2003a.

Brisch, Karl-Heinz: *Bindung und Trauma*, Stuttgart 2003b.

Buber, Martin: *Reden über Erziehung*, Heidelberg 1973.

Buber, Martin: *Urdistanz und Beziehung*, Heidelberg 1978.

Buddenbaum, Axel: *Arbeitspapier zur Bezugsbetreuung*, o. O. 2003.

Bünting, Karl-Dieter (Hg.): *Deutsches Wörterbuch*, Chur/Schweiz 1996.

Bürgerliches Gesetzbuch: München 2005.

Crittenden, P. M.; *Family and dyadic patterns of functioning in maltreating families*, in Browne, K.; Davies, C.; Stratton, P (Hg.), Early prediction and prevention of child abuse, London, Wiley 1988, S. 161-189.

Deinet; Sturzenhecker (Hg.): *Konzepte entwickeln – Anregungen und Arbeitshilfen zur Klärung und Legitimation*, Weinheim, München 2001.

Dilling, H; Mompur, W; Schmidt M. H. (Hg.): *ICD-10*, Bern Göttingen, Toronto, Seattle 2002.

Doutaz, Mélanie; Spalinger, Johannes: *Kindesmisshandlung - verpasse ich etwas?*, in: Schweiz Med. Forum H. 20, 2003, S. 469-474.

Ettrich, Klaus Udo: *Bindungsentwicklung und Bindungsstörung*, Stuttgart, New York 2004.

Fallakten des Kinderneurologischen Zentrums Bonn- Tannenbusch

Fiechter, V.; Meier, M: *Pflegeplanung*, Basel 1981.

Finger-Trescher, Urte; Krebs, Heinz (Hg.): *Bindungsstörungen und Entwicklungschancen*, Gießen 2003.

Fraiberg, Selma H.; *Pathologische Schutz- und Abwehrreaktionen in der frühen Kindheit, in Praxis der Kinderpsychologie und Kinderpsychiatrie*, o,O. 2003, H. 8 S. 560-577.

Geißler, Karlheinz; Hege, Marianne: *Konzepte sozialpädagogischen Handelns. Ein Leitfaden für soziale Berufe*, Weinheim 1997.

Giesecke, Hermann: *Die pädagogische Beziehung – Pädagogische Professionalität und die Emanzipation des Kindes*, Weinheim, München 1997

Günder, Richard: *Praxis und Methoden der Heimerziehung – Entwicklungen, Veränderungen und Perspektiven der stationären Erziehungshilfe*, Freiburg 2000.

Haas, P.: *Medizinische Informationssysteme und Elektronische Krankenakten*, URL http://www.inf.fhdortmund.de/personen/professoren/haas/Buch_Me dInfSys/Lehrbuch_MedInfSys-229.htm [Stand: 30.06.2005].

Hähner, Ulrich u. a.: *Vom Betreuer zum Begleiter*, Marburg 1997.

Kellmer Pringle, Mia: *Was Kinder brauchen*, Stuttgart 1975.

Kellnhauser, Edith: *Primery Nursing und die Interaktionstheorie von Hildegard Peplau*, in: Die Schwester, der Pfleger Jg. 37, 1998, H. 8., S. 633-638.

Keupp, Heiner: *Identitätsbildung in der Netzwerkgesellschaft: Welche Ressourcen werden benötigt und wie können sie gefördert werden?*, in: Finger-Trescher, Urte; Krebs, Heinz (Hg.); Bindungsstörungen und Entwicklungschancen, Gießen 2003.

Kistner, Walter: *Der Pflegeprozess in der Psychiatrie*, Stuttgart 1997.

Kistner, Walter: *Der Pflegeprozess in der Psychiatrie – Beziehungsgestaltung und Problemlösung in der psychiatrischen Pflege*, München 2002.

Kleine Schaars, Willem: *Durch Gleichberechtigung zur Selbstbestimmung*, Weinheim, Basel, Berlin 2003.

Knapp, Rudolf: *Entwicklung von Konzepten*, in: Badry; Knapp; Stockinger (Hg.): Neuwied, Kriftel 2002, S. 101-130.

Knapp, Rudolf: *Konstitutive Momente pädagogischer Situationen*, in: Badry; Buchka; Knapp (Hg.): Pädagogik, Neuwied, Kriftel 1999, S. 111-146.

Konzept Bonn o. J.: *Konzept der Kinderstation des Kinderneurologischen Zentrums Bonn-Tannenbusch*. Bonn, o. J. Unveröffentlicht.

Konzept Dinslaken 1999: *Konzept aus einer Einrichtung für Behinderte*. Dinslaken (Datenschutz). Stand 1999. Unveröffentlicht.

Konzept Köln 2000: *Konzept aus einer Einrichtung für Kinder- und Jugendpsychiatrie*. Köln (Datenschutz). Stand 2000. Unveröffentlicht.

Konzept Köln 2001: *Konzept der Krisenwohngruppe des Kinderschutzbundes in Köln*. Köln, Stand 2001.

Konzept Lich o. J.: *Konzept aus einem Kinderheim*. Lich (Datenschutz), o. J. Unveröffentlicht.

Konzept Lüneburg 1998: *Konzept des Heilpädagogischen Zentrums Lüneburg. Arbeitspapier zum Thema: Bezugsbetreuersystem*, Fassung vom November 1998.

Konzept Norddeutschland 1998: *Konzept aus einer Einrichtung für geistig Behinderte*. Norddeutschland (Datenschutz). Stand 1998. Unveröffentlicht.

Konzept Nordrhein-Westfalen o. J.: *Konzept aus einem Kinderheim*. Nordrhein-Westfalen (Datenschutz), o .J. Unveröffentlicht.

Konzept Rheinland-Pfalz 2002: *Konzept aus einer Einrichtung für Kinder- und Jugendpsychiatrie*. Rheinland-Pfalz (Datenschutz). Stand 2002. Unveröffentlicht.

Konzept Süddeutschland 2004: *Konzept aus einer Einrichtung für Kinder- und Jugendpsychiatrie*. Süddeutschland (Datenschutz). Stand 2004. Unveröffentlicht.

Kunze/Kaltenbach: *Psychiatrie – Personalverordnung*, Stuttgart 1990.

Lieberman, A; Pawl, Weston D.: *Infant-Parent Psychotherapy, o. O. 1988.*

Martin, Ernst: Wawrinowski, Uwe: *Beobachtungslehre – Theorie und Praxis reflektierter Beobachtung und Beurteilung*, Weinheim, München 1993.

Mühlbauer, Bernd; Jürgen Reinhard; Gundula Süllwold: *Bereichs- und Bezugspflege im Spannungsfeld zwischen Theorie und Praxis*, in: Die Schwester, der Pfleger Jg. 33, 1994, H. 6, S. 465-473.

Needham, Ian: *Rezeption der Bezugspflege in der psychiatrischen Pflege im deutschsprachigen Raum*, o. O. 2000.

Niehoff: *Zur Auflösung von Kloster Blankenburg*, o. O. 1993.

Rattner, J.: *Große Pädagogen*, München, Basel 1968.

Schichterich, Gudrun: *Reorganisation der Bezugspflege auf der Kinderstation des Rheinischen Kinderneurologischen Zentrums Bonn*, Bonn 1999.

Schilling, Johannes: *Didaktik/Methodik der Sozialpädagogik*, Neuwied, Kriftel 1995.

Schletting; von der Heide.: *Bezugspflege*, Berlin 1993.

Trieschman, A. E; Whittaker, James K.; Brendtro, Larry K.: *Erziehung im therapeutischen Milieu*, Freiburg 1984.

Trott, G. E; Badura F.; Warnke, A.: *Dt. Ges. f. Kinder und Jugendpsychiatrie und Psychotherapie (Hg.): Leitlinien zur Diagnostik und Therapie von psychischen Störungen im Säuglings-, Kindes-, und Jugendalter*. Deutscher Ärzte Verlag 1999, URL: http://www.uni-duesseldorf.de/WWW/AWMF/ll/028-032.htm [Stand 28.02.2005].

Zeanah, C.H. (Hg.); *Handbook of infant mental health*, New York, 1993